农村卫生与农民健康

于东泽　曲秋煜　郑宝顺　主编

黑龙江科学技术出版社

图书在版编目（CIP）数据

农村卫生与农民健康 / 于东泽，曲秋煜，郑宝顺主编. -- 哈尔滨：黑龙江科学技术出版社，2022.1（2024.12 重印）
ISBN 978-7-5719-1257-4

Ⅰ. ①农… Ⅱ. ①于… ②曲… ③郑… Ⅲ. ①农村卫生 – 中等专业学校 – 教材②农民 – 健康教育 – 中等专业学校 – 教材 Ⅳ. ①R127②R139

中国版本图书馆 CIP 数据核字(2021)第 270862 号

农村卫生与农民健康

NONGCUN WEISHENG YU NONGMIN JIANKANG

于东泽　曲秋煜　郑宝顺　主编

责任编辑	回　博　沈福威
封面设计	孔　璐
出　　版	黑龙江科学技术出版社
	地址：哈尔滨市南岗区公安街 70-2 号　邮编：150007
	电话：（0451）53642106　传真：（0451）53642143
	网址：www.lkcbs.cn
发　　行	全国新华书店
印　　刷	哈尔滨午阳印刷有限公司
开　　本	787 mm×1092 mm　1/16
印　　张	9.5
字　　数	170 千字
版　　次	2022 年 1 月第 1 版
印　　次	2024 年 12 月第 10 次印刷
书　　号	ISBN 978-7-5719-1257-4
定　　价	25.00 元

《农村卫生与农民健康》
编委会

主　编：于东泽　　曲秋煜　　郑宝顺

副主编：牛宪丽　　于德刚　　王敬云

编　委：王友江　　杨清华　　武继明

前　言

　　农村卫生工作是建设社会主义新农村的重要内容，是保障广大农民健康，保护农业生产力，振兴农村经济和维护社会稳定的大事，是我国卫生工作的重点。这项工作关系到民生，关系到农业的可持续发展、农民的切身利益及农村的和谐稳定。随着农村的不断发展和城乡一体化建设步伐的加快，农村卫生和广大农民健康问题就成为了国家和社会关注的重点问题。

　　2019 年 1 月，《中共中央国务院关于坚持农业农村优先发展做好"三农"工作的若干意见》指出：在经济下行压力加大、外部环境发生深刻变化的复杂形势下，做好"三农"工作具有特殊重要性。必须坚持把解决好"三农"问题作为全党工作重中之重不动摇，进一步统一思想、坚定信心、落实工作，巩固发展农业农村好形势，发挥"三农"压舱石作用。需要提升农村公共服务水平。全面提升农村教育、医疗卫生、社会保障、养老、文化体育等公共服务水平，加快推进城乡基本公共服务均等化。需要建立适应社会主义市场经济体制要求和农村经济社会发展状况、具有预防保健和基本医疗功能的农村卫生服务体系，实行多种形式的农民健康保障办法，使农民人人享有初级卫生保健。

　　本书的编写的宗旨在于通过分析目前农村的居住环境的卫生问题，介绍农村经常出现的疾病并提出了疾病的防治方法，同时介绍了家庭护理和家庭急救的相关知识，保障农民健康、提升农民生活的幸福感。本书的内容包括卫生与健康篇、常见疾病的防治技术篇、家庭常用护理知识篇、家庭急救知识篇四部分组成。

目　录

卫生与健康篇

第一章 农村现实卫生状况分析及措施

第一节 农村的主要卫生问题

一、农村饮水卫生问题

我国经济的快速发展，人民生活水平明显提高，对各种物质的需求量也有所增加。水作为人们生存的一种重要自然资源，其安全与否直接决定着人们的身体健康。农村饮用水安全问题是农村的主要问题之一。虽然国家在农村饮用水方面通过各种途径进行扶持改造，自来水已经普及全国农村绝大部分地区，但也存在着管理、检测等方面安全隐患，在一定程度上影响农民群众身体健康。

二、农村环境卫生问题

随着我国城乡一体化建设日程加快，国家在农村环境建设投入大量资金进行改善，但也存在一定环境卫生问题。

（1）有些村民卫生意识淡薄，环保意识差，尚未形成良好的卫生习惯。部分村民习惯乱堆乱放、乱搭乱建；冲水厕所少；把没有经过分类的垃圾直接倒入地里，长年累月，混在垃圾里面的有毒成分及塑料等永久性垃圾会滞留在土壤里，容易造成二次污染，影响生态环境。

（2）农村环境卫生工作资金投入不足，环卫设施较少，没有设置临时垃圾堆放点，村民乱扔、乱放日常生活垃圾，造成了垃圾随处可见的现象。

三、农村医疗卫生问题

国家在农村医疗卫生方面进行一系列的政策改革，但还存在不少需要完善的地方。

（1）农村医疗卫生问题产生的原因之一是农村合作医疗制度保障程度较低。虽然合作医疗的筹资水平有所提高，现在农村医疗保险报销费用比例可达到 70%，但由于其筹资规模较小，其保障程度还比较低，很难解决农民大病的问题，导致生大病的农民因病返贫。

（2）一些农村卫生基础设施还有待提高，执业医师和执业助理医师医疗水平有待提高。让农民小病不出村，大病在大医院治疗后回村进行后续的治疗康复，这样就大大减轻农民负担。

（3）农民的自我保健意识有待提高。没有锻炼身体、增强体质的意识，有病不及时就医，往往是病情比较严重才到医院检查治疗，这样就造成治疗费用较多，甚至有的疾病失去治疗机会。

四、农民健康意识不强

健康是人类生命存在的正常状态，它包括：身体健康、心理健康和社会健康三个方面。而长期以来，村民对于疾病的认识不足，缺乏卫生意识和防病意识，特别是农村妇女，由于了解的健康知识不多，她们对妇科疾病的认识不够，也不懂得日常的卫生保健，以致妇科疾病在农村卫生健康问题中所占的比例居高不下。

另外，通过调查发现，很多农民个人卫生习惯比较差，部分农民随地吐痰、吸烟酗酒、不经常洗手等，不良的生活方式、行为习惯比比皆是，这些不良生活习惯都可能导致疾病的产生。

第二节　农村卫生健康问题的应对措施

一、高度重视农村环境卫生工作

农村环境卫生直接影响农民的身体健康，关系到千家万户。不能仅仅依靠某个部门、某个单位或者某个人的力量，只有政府高度重视农村环境卫生工作，加大行政推动力度，搞好组织协调；加大宣传力度，制订完善的农村建设规划，遵循农村建设的发展规律，因地制宜制订完善村级建设规划，对农村道路、绿化、供水、公厕、垃圾处理等必需基础设施进行合理规划，杜绝乱搭乱建行为，为彻底改变农村环境卫生状况创造有利条件。进一步提高农村环境卫生质量，由政府牵头，各部门分工负责，村委会具体落实的管理，引进城市社区管理和小区物业管理模式，结合农村实际制定相关管理办法，落实具体工作责任，加强环境卫生检查，发现问题后，及时处理解决，维护良好卫生环境。狠抓环境污染治理，对严重破坏农村环境的企业应坚决予以取缔，不能因局部利益而损害环境卫生大局。农业生产应禁用高毒高残留农药和生长激素，切实加强环境保护。生活垃圾应实行无害化处理，不断减轻农村环境污染。

二、加大基础设施建设投入力度

各级政府应分工负责，切实承担起相应职责，逐步加大对农村卫生基础设施的投入，不断完善农村设施，为农村卫生事业发展提供有力保证。要严格按照中央、省级有关农村卫生工作政策规定，增加对农村卫生的投入，使其增长幅度不低于同期财政经常性支出的增长幅度。卫生事业经费投入占同级财政支出的比例逐年有所提高，每年增加的卫生事业经费主要用于发展农村卫生事业，保证卫生监督、疾病预防控制、妇幼保健和健康教育等公共卫生经费及农村卫生服务网络建设资金。要合理安排乡镇（中心）卫生院基本医疗服务经费和农村卫生事业发展建设资金，加强农村卫生经费管理，充分发挥资金使用效益。

三、引导、培养村民形成良好卫生习惯

应采取灵活多样的形式，加强环境卫生宣传教育，对各种破坏环境卫生的不良行为，应在侧重教育的基础上，采取必要处罚措施，同时深入开展卫生村镇创建活动，发动群众广泛参与，不断提高村民爱护环境卫生的意识和自觉性。

四、增强村民健康意识，提高村民健康素质

采取多种形式普及疾病预防和卫生保健知识，倡导科学、文明、健康的生产方式，增强村民的卫生健康意识和自我保健意识。例如定期进村举办健康培训讲座或普及卫生保健知识的文艺活动等。在进行职业农民培养过程中，送教下乡，让专业教师给村民讲解健康知识，同时发放健康知识手册。

第三节　日常卫生习惯的培养

金钱和健康哪个最更重要，我们都会毫不犹豫地说，后者更重要。健康是一个人最宝贵的财富，怎么才能有健康的身体呢？它受多方面因素的影响。除了遗传性因素外，心理、社会因素，以及不良的生活习惯、生活方式都是引发疾病和引起死亡的重要原因。

科学研究表明，影响健康的诸多因素中，人类所患疾病中有45%与生活方式有关，而死亡的因素中有60%与生活方式有关。在美国，不健康生活方式占总死因中的48.9%，在我国占37.3%。这说明人类的行为、生活方式因素对自身健康的影响极大。

一个人的生活方式早期受家庭的影响较多，如饮食习惯、卫生习惯（如刷牙习惯）、起居习惯等。但随着年龄的增加，人们也会受周围环境的影响而逐渐调整自己的行为，在进入青年和成年以后就会形成比较固定的行为习惯。如是否讲究卫生、是否喜欢运动、是否喜欢与人交流、是否吸烟饮酒等等。这些行为习惯也就是生活方式将对他们的健康产生长期影响。所以我们要养成健康的生活习惯。

一、勤洗手

我们常常讲"病从口入"，实际上，在"病从口入"的过程中，两只手扮演了不光彩的角色，因为病菌都是经过手送进口中去的，所以，与其说是"病从口入"，还不如说是"病经手入"。

一般来说，我们的一只手上黏附有40多万个病菌。如果手没有洗干净，后果不堪设想。在日常生活中，有些人一闲下来，就用手抠鼻子、揉眼睛，可能造成鼻子、眼睛黏膜的破损，使呼吸道中的病菌、手上的病菌乘虚而入，致使健康的身体受到侵袭。既然"病经手入"并非危言耸听，那么，注意保持双手的卫生就显得格外重要了。可是，许多人不愿洗手，这主要是因为他们没有养成勤洗手的良好习惯。有些人也只是简单地擦擦而已。由于不具备洗手条件，或因为没有水，或因为只有污水，只好以擦代洗。吃东西前，或用手帕、手纸，或用衣襟、袖口，随便擦拭一下就吃。更多的人喜欢在水盆里洗手，看似用水洗手，但实际上洗手时，盆里的水已经弄脏了。用脏水洗手，手仍然是脏的，同样达不到洗手的目的。至于多人合用一盆水洗手，那手被污染的程度就更为严重了。还有人虽然是打开水龙头，用流动水洗手，但不用肥皂或洗涤液，手依然洗不干净。这充其量也只能算是象征性地"意思"了一下，但远没有解决"脏"的问题。应该怎样洗手，一般来讲，在以下几种情况下需要洗手：饭前饭后；便前便后；吃药之前；接触过血液、泪液、鼻涕、痰液和唾液之后，做完大扫除工作之后，接触钱币之后；接触别人之后，在室外玩耍，沾染了脏东西之后；户外运动、作业、购物之后；抱孩子之前；戴口罩前和脱口罩后。尤其是在接触过污染物后，更要及时将双手进行反复清洗或消毒。大多数人每次洗手得时间，一般不足 8 秒钟。在如此短的时间内要想有效清除手上的病菌，几乎是不可能的。那么，怎样洗手才能保证双手较长时间保持清洁呢？

首先，打开水龙头后，用流动的水冲洗手部，应使手腕、手掌和手指充分浸湿。然后，打上肥皂或洗涤液，均匀涂抹，搓出泡沫来，让手掌、手背、手指、指缝等都沾满泡沫，并反复搓揉双手及腕部，持续的搓揉时间不应少于 30 秒。再用流动的自来水冲刷干净，直至手上不再有肥皂泡沫为止。

二、正确刷牙

牙齿是食物进入口中的第一关，有一口健康的牙齿，才能将食物磨碎，有助于消化和吸收，所以牙齿的完好无损十分重要。由于口腔的环境，如温度、水分、营养、酸碱度都适合细菌的生长，在牙齿上很容易黏附一种叫"菌斑"的东西，它是导致牙周病、龋齿的罪魁祸首。要有效地控制牙菌斑的生长就要使用正确的刷牙方法。

刷牙的目的是清除牙菌斑、软垢、食物残渣与色素沉着、保持口腔清洁，同时按摩牙龈，增进牙周健康。刷牙的方法有很多，无论哪种方法，牙齿各面均应刷到。目前，我们提倡较多的是"水平短距离颤动刷牙法"（即巴斯法）。这种刷牙方法可以让刷毛伸入龈沟与牙邻面，对准牙菌斑最易附着的区域，短距离水平颤动，便可有效清除牙菌斑。用"巴斯法"刷牙的人群，应注意以下要领：将刷毛置于牙齿和牙龈交界处，与牙面呈 45 度角，在水平方向上轻轻颤动，然后顺牙缝上下刷，面面俱到，不要遗漏；用刷毛的上端刷上下前牙的内侧，牙齿的咬合面则要来回刷；最后别忘了刷舌头，使口气更清新。建议每天要刷牙 2 次，每次每个部位刷 10 次（来回 5 次），刷牙时间因人而异，但一般不应少于 3 分钟。

正确的刷牙步骤

步骤 1. 先刷牙齿外表面

使牙刷的刷毛与牙齿表面呈 45 度，斜放并轻压在牙齿和牙龈的交界处，轻轻做小圆弧状来回刷，上排的牙齿向下、下排的牙齿往上轻刷，注意轻刷牙龈，适当按摩可促进其血液循环。

步骤 2. 再刷牙齿咬合面

平握牙刷，以适中力度来回刷牙齿咬合面，保健型牙刷的动感刷毛可发挥不同部位的独特作用，分别深入清洁牙面及牙间缝隙；灵活、纤薄的刷头，令难以触及的后臼齿也被清洁干净。

步骤 3. 刷牙齿内侧面

竖起牙刷。利用牙刷前端的动感刷毛轻柔地上下清洁牙齿内表面。

步骤 4. 轻刷舌头表面

由内向外轻轻地去除食物残渣及细菌，让您保持口气清新。

为了保持口腔的清洁，应提倡饭后刷牙。至少每天早晚各刷一次，晚上刷牙特别重要。即使再忙再累，睡前刷牙也绝不可偷懒。

三、脸盆和毛巾不能与他人共用

有些家庭，一家人共用一个脸盆、一个脚盆，或一条毛巾、一条擦脚布。他们认为一家人没必要分开用，这样才显得亲密无间、手足情深。其实，这样很不卫生，会传播各种疾病。

例如，如果家庭成员中有人患有沙眼、红眼病，共用毛巾和脸盆会使其他人得沙眼、红眼病。如果有人患甲型肝炎，也会通过共用毛巾和脸盆传染其他人。共用洗脚盆和擦脚布会传播脚癣，使人患上难以治愈的脚癣。所以，一个家庭要做到一人一盆，一人一巾。如果由于某种原因，暂时不允许一人一盆，一人一巾时，起码也要大人和小孩的用具分开，男性和女性的用具分开，健康人和病人的用具分开，洗脸和洗脚的用具分开。

毛巾用完后一定要经常用肥皂洗干净，放在阳光下晾晒。这样能起到杀菌消毒的作用。

四、不吸烟

吸烟危害较多，主要分 3 个方面：

1.害自己

吸烟更容易使人得气管炎、肺癌、胃癌、冠心病、高血压、糖尿病、脑血管病等。

2.害他人

每日和吸烟者在一起待 15 分钟以上，对吸"二手烟"者的危害便等同于吸烟危害。

3.害后代

父母吸烟，特别是孕妇吸烟，直接影响胎儿、婴儿的正常发育和少年儿童的健康成长，不但影响孩子的身体健康，还会影响孩子的学习成绩。吸烟的父母要特别注意，为了孩子的健康，应该考虑戒烟了。

第二章 生活卫生

第一节 如何科学合理地安排一日三餐

随着生活水平的提高，高血压、高血脂、高血糖，即所谓"三高"的患者的数量近年来呈大幅度攀升趋势，且日趋年轻化。"三高"患者增多的一个重要原因就是以不良饮食习惯为主要表现的不良生活方式。因此，如何科学合理地安排一日三餐已经是个非常重要的话题。

人们常说"早吃好，午吃饱，晚吃少"，这一养生经验是有道理的。早餐不但要注意数量，而且还要讲究质量。主食一般吃含淀粉的食物，如馒头、包子、米粥等，还要适当地增加一些富含蛋白质的食物，如牛奶、豆浆、鸡蛋等，使体内的血糖迅速升高到正常或超过正常标准，从而使人精神振奋，能精力充沛地工作和学习。午餐应适当多吃一些，而且质量要高。主食，如米饭、馒头、玉米面发糕；包含脂肪的食物，如鱼类、肉类、蛋类、豆制品等，以及新鲜蔬菜，使体内血糖继续维持在高水平，以保证下午的工作和学习。晚餐要吃得少，以清淡、容易消化为原则，至少要在就寝前两小时进餐。如果晚餐吃得过多，并且吃进大量含蛋白质和脂肪的食物，那么既不容易消化，也会影响睡眠。另外，人在夜间不活动，吃多了易营养过剩，也会导致肥胖，还可能使脂肪沉积到动脉血管壁上，导致心血管疾病，故应合理安排一日三餐。

一、早餐

早餐对于人体的健康极为重要，一顿能量充足、搭配合理的早餐可使人精力充沛，学习、工作效率提高。总的来说，早餐的安排应遵循主食粗细搭配、干稀搭配、副食荤素搭配，主副食兼顾的原则。早餐应该以谷物为主食，并搭配鸡蛋、牛奶、豆制品、瘦肉、花生等，另外，还需吃一点水果和蔬菜。

（一）早餐禁忌

忌油煎油炸等高脂肪食物。

（二）早餐两宜两不宜

1.宜软不宜硬

早晨，人体的胃肠功能呆滞，常使人胃口不开、食欲不佳，老年人更是如此。故早餐不宜进食油腻、煎炸、干硬以及刺激性大的食物，否则易导致消化不良。早餐宜吃容易消化的温热、柔软的食物，如牛奶、豆浆、面条、馄饨等，最好能吃点粥。

2.宜少不宜多

饮食过量会超过胃肠的消化能力，食物便不能被消化吸收，久而久之，会使消化功能下降，胃肠功能发生障碍而引起胃肠疾病。另外，大量的食物残渣贮存在大肠中，被大肠中的细菌分解，其中蛋白质的分解物苯酚等会经肠壁进入人体血液中，对人体十分有害，易使人患血管疾病。

因此，早餐不可不吃，但也不可吃得过饱。

（三）早餐宜选择的食物

富含优质蛋白质的食物：如鸡蛋、牛奶、香肠、豆浆等。富含维生素 C 的食物：如果汁、蔬菜、水果等。富含糖类的主食：如面包、馒头、花卷等。富含水分的液体食物：如米粥、牛奶、豆浆、果汁等。能开胃的、增加食欲的食物：如果汁、番茄汁、小酱菜等。

二、午餐

午餐的作用可归结为四个字——"承上启下"：既要补偿早餐后至午餐前4~5小时的能量消耗，又要为下午3~4小时的工作和学习做好必要的营养储备。如果没能吃饱吃好午餐，往往会在高强度地工作数小时后（特别是下午3~5点钟）出现明显的低血糖反应，表现为头晕、嗜睡、工作效率降低，甚至心慌、出虚汗等，严重的还会导致昏迷。午餐食物的选择大有学问，它所提供的能量应占全天总能量的35%，这些能量应来自足够的主食、适量的肉类、油脂和蔬菜。与早餐一样，午餐也不宜吃得过于油腻。

（一）抗衰老食品——西蓝花

推荐理由：西蓝花富含抗氧化物、维生素C及胡萝卜素，十字花科的蔬菜已被科学研究证实是最好的抗衰老和抗癌食物。

（二）最佳的蛋白质来源——鱼肉

推荐理由：鱼肉可提供大量的优质蛋白质，并且消化吸收率极高，是补充优质蛋白的最佳选择。同时，鱼肉中的胆固醇含量很低，在摄入优质蛋白的同时，不会给人带来更多的胆固醇。有研究表明，多吃鲜鱼还有助于预防心血管疾病。

（三）降脂食品——洋葱

推荐理由：洋葱可清血，有助于降低胆固醇。

（四）抗氧化食品——豆腐

推荐理由：除了瘦肉和鱼虾类食物外，豆腐也是良好的蛋白质来源。同时，豆类食品含有一种被称为"异黄酮"的化学物质，这是一种有效的抗氧化剂。"氧化"意味着"衰老"。

（五）保持活力食物——圆白菜

推荐理由：圆白菜亦是开十字花的蔬菜，维生素 C 含量很丰富，同时富含纤维，能促进肠胃蠕动，让消化系统保持年轻活力。

（六）养颜食物——新鲜果蔬

推荐理由：新鲜果蔬中含有丰富的胡萝卜素、维生素 C 和维生素 E。胡萝卜素是抗衰老的最佳元素。此外，富含膳食纤维的新鲜蔬果还能促进大肠的蠕动，帮助排毒。

三、晚餐

（一）晚餐与肥胖

晚餐吃得过饱，多余的热量合成脂肪在体内储存，可使人发胖。晚餐摄入的热量不应超过全天摄入的总热量的 30%，这对于防止和控制发胖来说至关重要。

（二）晚餐与胰腺炎

晚餐过好过饱，加上饮酒过多，很容易诱发急性胰腺炎，使人在睡眠中休克。如果引发慢性胆道感染，则更容易因诱发急性胰腺炎而猝死。

（三）晚餐与结石

人体排尿高峰一般在饭后 4～5 小时，而晚餐吃得过晚，晚餐后产生的尿液就会全部滞留在尿路中，不能及时排出体外，这样，尿路中尿液的钙含量也就不断增加，久而久之就会形成尿路结石。

（四）晚餐与多梦

晚餐过饱，鼓胀的胃肠会对周围的器官造成压迫，使大脑相应部位的细胞活跃起来，诱发各种各样的梦。做梦常使人疲劳，多之，会引起神经衰弱等疾病。

（五）晚餐与肠癌

如果一日的副食品大部分由晚餐吃下，这些物质在大肠内，在厌氧菌的作用下，就会产生有害物质，这些有毒产物可增加肝肾的负担和对大脑的毒性刺激，加之睡眠时蠕动减少，又相对延长这些物质在肠腔内停留的时间，从而易导致大肠癌。

（六）晚餐与冠心病

晚餐摄入过多热量，可引起血胆固醇增高，而过多的胆固醇运载到动脉壁堆积起来，就会成为诱发动脉硬化和冠心病的一大原因。

（七）晚餐与糖尿病

如果中年人长期晚餐过饱，反复刺激胰岛素大量分泌，往往会导致糖尿病。

（八）晚餐与高血压

晚餐进食过多肉类，不但会增加胃肠负担，而且还会使血压猛然上升，加上人在睡觉时血流速度大大减慢，大量血脂就会沉积在血管壁上，从而引起动脉粥样硬化。

合理膳食要做到以下方面：

（1）食物多样，谷类为主；

（2）多吃蔬菜、水果和薯类；

（3）常吃奶类、豆类或其制品；

（4）经常吃鱼、禽蛋、瘦肉，少吃肥肉和荤菜；

（5）食量和体力的劳动要平衡，保持适量体重；

（6）吃清淡少盐的膳食；

（7）饮酒应限量；

（8）吃清洁卫生的食物，不吃变质的食物。

要建立合理膳食的制度：早餐占 30%，午餐占 40%，晚餐占 30%；且两餐间隔为 4~6 小时，早餐应吃高能量富含蛋白质的膳食，午餐应吃高营养素比例适当的膳食，晚餐要少吃，水果也不能吃得太多。

第二节　与营养相关的疾病的防治

人体的健康、疾病与饮食营养的关系密切，营养的缺乏可引起营养缺乏症，如维生素 A 缺乏可引起夜盲症，维生素 B_1 缺乏可引起脚气病，维生素 B_2 的缺乏可引起舌炎、口角炎，缺铁可引起缺铁性贫血，缺钙和维生素 D 可引起佝偻病和软骨病。营养素的不平衡亦能引起疾病，如脂肪摄入过多可引起高脂血症、脂肪肝、肥胖等；锌的缺乏可引起免疫功能的下降；维生素 C、E 的不足，硒的缺乏可引起抗氧化功能的下降，容易引起癌症和心脑血管疾病，人体患病后亦会引起营养素代谢的不平衡。因此重视饮食营养，调节营养素的平衡，有利于疾病的治疗和康复。

危害人民健康最严重的疾病，我国死因占前三位的是恶性肿瘤、脑血管疾病（中风）、和心脏病，三者合计要占死因的 60%，因此，防治的重点应放在这三种疾病上。

此外，糖尿病在 35 岁以上的人群中患病率将近 10%，全国大约有一亿多糖尿病患者，亦是当前重点的防治疾病，今就四种与营养相关的疾病防治方法简介如下：

一、心脑血管疾病的营养防治

心脑血管疾病常与高脂血症、高血压、动脉粥样硬化、冠心病等疾病有联系，其发病因素与吸烟、缺少锻炼有关。在营养方面，与热能摄入过多引起的肥胖，及饱和脂肪酸、胆固醇、蔗糖、动物性食物摄入过多，蔬菜及膳食纤维摄入过少。维生素 C、维生素 B_6、硒的缺乏有关。

营养防治措施有以下几点：

（1）防止热能摄入过多，保持正常体重，防止肥胖。

（2）限制总脂肪摄入量及动物性脂肪的摄入量。

（3）限制食物中胆固醇的摄入量，每人每日应小于 300 毫克，忌食含胆固醇高的动物脑和内脏、鱼子、蟹黄、鱿鱼、蛋黄等食物。

（4）多食高膳食纤维的食物，如各种新鲜蔬菜和水果，多摄食有降胆固醇作用的食物，如洋葱、香菇、木耳、草头、豆制品等。

（5）多选用大豆蛋白和鱼蛋白，多吃豆制品和鱼。

（6）不吸烟、不饮烈性酒。

（7）限制食盐摄入，菜肴宜清淡，每人每日的食盐摄入量小于 10 克。

（8）增加镁、钾、钙、硒的摄入，多食豆类、香菇、青菜、核桃、杏仁及海带、紫菜等。

（9）适当增加维生素 C 的摄入量。

（10）适当进行体育锻炼，体育锻炼能提高人体的抗氧化能力和免疫功能。

二、癌症的饮食预防

肿瘤大都与饮食因素有关，因此饮食防癌显得十分重要。饮食预防措施有以下几点：

（1）食物要多样化，使各种营养素齐全，营养素之间比例恰当、平衡。

（2）食物要新鲜，不食或少食腌制食品，不食霉变食物，食物保藏以冰箱为宜，时间不宜过长。

（3）控制热能摄入，维持正常体重。

（4）少食烟熏、油炸、烘烤的鱼和肉类，以清炖、白烧为佳。

（5）食盐要限量，每人每日小于 10 克。

（6）多食新鲜蔬菜和水果。蔬菜以现炒现吃为佳。每日蔬菜要保持一定量，一般成人每天食用 500 克左右。

（7）适当增加蛋白质丰富的新鲜肉、鱼、蛋、牛奶、豆浆及豆制品。

（8）三餐要按时，进食时不宜过快、过烫。

（9）不饮烈酒，不吸烟。

（10）改善饮水水质。

（11）精神开朗、情绪乐观，不生闷气，经常进行体育锻炼。

三、糖尿病的饮食营养治疗

糖尿病发病的主要原因是胰岛素的分泌不足、血糖升高所引起的代谢紊乱，治疗的原则是用药物和饮食方法，降低血糖，控制血糖的水平，而饮食治疗是糖尿病治疗的基础。

饮食治疗的要求：

（1）合理控制总能量，以维持理想体重为宜。

标准体重（千克）=【身高（厘米）-100】×0.9

（2）三大营养素的比例，糖类占总热能的 50%~60%，相当于主食 250~400 克，最低不宜低于 100~150 克，以防止酮症酸中毒的发生，糖类以多糖淀粉为主。成人按理想体重来看，蛋白质应占 1~1.2 克/千克体重，脂肪占总热能的 20%~25%。

（3）膳食纤维要充足，可以延缓糖类的吸收。膳食纤维包括纤维素、半纤维素、木质素、果胶、藻类多糖、树胶等。膳食纤维中水溶性纤维的保健作用较大，除了防止便秘、防结肠癌之外，还有降低血糖和降胆固醇的作用。每日需要膳食纤维 15~20 克，可来自蔬菜、水果。

（4）选择血糖指数低的食物如黄豆、酸乳酪、小扁豆、花生米等。

（5）少食多餐。

（6）满足维生素和无机盐的需要。适当增加抗氧化的维生素如β-胡萝卜素，维生素 C、维生素 E、维生素 B_1、维生素 B_2 以防止并发症，使钙、铬、锌、硒充足，铬是葡萄糖耐量因子，有降血糖、降血脂、降血胆固醇的作用，人体每日需要 50~200 微克。锌与胰岛素的活性有关，硒有抗氧化作用，有保护胰岛细胞的作用。

（7）少饮酒，特别是烈性酒。

（8）适当进行体育锻炼，体育锻炼能提高人体的抗氧化能力和免疫功能。

四、骨质疏松症的防治

随着年龄的增长，机体代谢变化而发生骨质大量损耗，使单位体积的骨组织减少或骨密度降低，导致骨质疏松症的发生。老年人缺钙的现象也普遍存在。

防止骨质疏松症应注意下列营养措施：

（1）膳食钙的充足，每人每日钙的摄入量应为 800 毫克，多食含钙丰富的乳类、豆类、蔬菜类等食物，如牛乳、豆制品、芝麻酱、虾皮等。在膳食供应不足时可适当选用钙片加以补足。

（2）每人每日应摄入 10 微克维生素 D，经常接触日光照射也可使皮肤有关物质转化为维生素 D_3，它能促进钙的吸收和利用。

（3）绝经后的妇女其骨质疏松症与雌激素的减少有关，故可在医生指导下，口服雌激素加以适当补充，能有效地降低钙的负平衡，促进钙的吸收利用使之成为正平衡。

（4）注意脂肪和膳食纤维用量，如摄入过多会影响钙的吸收，因此应保持营养素之间的平衡。脂肪占总热能的 20%~25%，膳食纤维每日为 15~20 克。

（5）增强体育锻炼。体育锻炼能提高钙的吸收利用，减少骨质疏松症的发生。此外，适当应用西药和中药调节激素的水平，亦有助于骨质疏松症的治疗。

第三节　如何鉴别有毒食品

一、鉴别有毒食品

当您到菜市场购买干辣椒、蘑菇、海带等食品时，如何鉴别这些食品是否经过化学品加工？那么怎么鉴别掺假的或是经过化学加工的食品呢？

1.干辣椒

警惕用硫黄熏过的干辣椒，干辣椒的颜色不能太亮丽。硫黄熏过的干辣椒亮丽好看，没有斑点，正常的干辣椒颜色有点暗。用手摸，手如果变黄，是硫黄加工过的，闻一闻，加工过的多有硫黄的气味。

2.海带

警惕化学品加工，特别绿的不能买。海带肥肥的，颜色特别绿，还很光亮，很可能是用化学品加工过的。一般海带的颜色是褐绿色或深褐绿色。正常情况下，新鲜海带经开水烫后，再晾干处理，颜色是灰绿色的。

3.蘑菇

警惕漂白水泡过的蘑菇，雪白透亮的蘑菇中看不中吃。有的蘑菇雪白透亮，粒土未沾，价格便宜，很可能是用漂白水泡过的。正常蘑菇摸上去，有点黏的，漂白过的蘑菇摸上去只是光滑，不会有腻腻的手感。

4.水发食品

警惕甲醛泡发的食品，这种食品的特点是一握就碎。常见的有水发蹄筋、水发海参、水发鱿鱼等，不法商贩常利用甲醛或过氧化氢来加工水发食品。鉴别时，一是看，如果食品颜色鲜艳，体积肥大，应避免购买和食用；二是闻，甲醛泡发的食品会留有一些刺激性异味；三是摸，用甲醛泡发的食品手一握即碎。

5.虾米

警惕用氨处理过的虾米，应选干爽不粘手的。有的商家在虾米发潮后，用氨加以处理，使其表面与一般虾米无异。挑选虾米一定要选干爽、不粘手、味道清香，细闻一下没有刺鼻气味的。

6.其他食品

（1）枸杞：警惕硫黄熏制，有酸苦味的枸杞；

（2）豆芽：警惕化肥浸泡的，不能选太粗壮的；

（3）大米：警惕工业产品白蜡油和矿物油抛光的，鲜亮无比可能有毒；

（4）银耳：警惕硫黄熏制，并非颜色越白越好；

（5）黑木耳：警惕明矾、碱水浸泡的，有怪味的可能掺假了；

（6）毛肚：警惕过氧化氢、甲醛泡制的，又白又大的千万别吃；

（7）茶叶：警惕铅铬绿染色的，提防颜色太鲜艳的；

（8）腐竹：警惕加入"吊白块"的；黄花菜：警惕硫黄熏制的，色泽迷人的不正常。

二、鉴别十大不安全食品

腐竹、银耳、黄花菜、粉丝、话梅、豆腐、虾米（虾仁）、瓜子、榨菜、木耳、香菇，木耳和香菇，腐竹经常位于"黑榜"榜首。不合格的主要原因是违规添加了吊白块或二氧化硫含量超标。"吊白块"化学名叫"次硫酸氢钠甲醛"，是一种工业用增白剂。不法分子为了让腐竹变白、光洁度提高、韧性增强，违规掺入有毒物质"吊白块"。

虽然使用"吊白块"能改善食品的外观和口感，但加热后，它会分解出剧毒的致癌物质。腐竹中检测到的二氧化硫也是因为加工过程中使用了"吊白块"的缘故。

三、专家支招

腐竹可通过"看、捏、泡"的方法来简单鉴别：看颜色，合格的腐竹为淡黄色，蛋白质呈纤维状，迎着光线能看到一丝一丝的纤维组织；捏一捏，易碎的腐竹质量比较好；取几块腐竹在温水中浸泡，变软且泡出的水是淡黄色、不浑浊的，即为质优腐竹。

银耳、黄花菜、粉丝的"硫黄病"，干菜类食品中的黄花菜、银耳、粉丝等质量也令人担忧，主要存在的问题是二氧化硫超标，为了延长存放时间，不法商贩就用硫黄熏蒸"陈货"，使这些食物变鲜变干。而食用了二氧化硫严重超标的食物，人体会出现急性中毒表现，如头晕、呕吐、恶心、腹泻、全身乏力、胃黏膜损伤等，严重的还会毒害肝、肾脏。

二氧化硫超标的干菜，闻起来有刺激性气味，且颜色鲜亮，呈浅黄、浅白色，建议消费者不要购买。

甲醛"毒害"水发水产品，甲醛是一种有毒有害的非食用物质，会散发刺激性气味；酸碱过量则会对人体消化系统造成损害。

消费者购买水发食品时，一定要先观察其颜色是否正常，如果颜色鲜艳且体积肥大，应避免购买和食用；用鼻闻，即检查其是否有刺激性的异味；用手摸，即看是否手一捏，食品就很容易碎，如果质脆易碎，就是问题食品。有这些问题的水发食品都不要购买。

第三章 劳动卫生

第一节 农民要预防哪些职业病

大多数农民缺乏职业病知识，不少从事种植业、养殖业的农民缺乏行业规范和操作标准，导致很多农民在粉尘、有害物质含量很高的条件下作业，加大了患职业病的危险。

由于农民长期在污染严重、生态恶劣和不符合卫生条件的环境中，进行种植、养殖或作坊式加工，身体受到各种有毒有害物质侵害，导致不少农民得了职业病，得病类型也在逐年增多。目前，农民职业病类型主要包括6大类。

一、肺类疾病

包括发霉肺病和蘑菇肺病。发霉肺病主要是长期从事晾晒、翻动、运输和加工发霉柴草、粮食、饲料等物料过程中，由于大量吸入散发在空气中的芽孢霉菌或热放线菌而感染的一种过敏性肺炎。一般接触4～8小时就会发病。而蘑菇肺病是指长期在潮湿的地下室或密封大棚内，从事蘑菇栽培，因空气不流通，而吸入大量真菌孢子而诱发的一种肺病。这两种职业病的发病症状主要是发热、咳嗽、气短、胸闷、无力，到了晚期出现心慌、水肿和肺组织纤维化等心衰体征，甚至导致心力衰竭而死亡。

预防措施

（1）要采取防护措施，在工作时要戴口罩，4小时更换一次。

（2）防治蘑菇肺还要是选择适当菌种如选用少孢子菌种，使蘑菇自身孢子的播散量减少，降低对人体的危害。

（3）加强工作现场管理，在成熟期，作业场所先充分通风后再进入，尽量减少人员在室内停留的时间，最好做到每隔1小时到室外呼吸一下新鲜空气。

二、大棚病

主要是指长期在温度高、湿度大、空气流通性差、闷热难耐的塑料大棚内劳作而出现的头痛、恶心、呕吐、全身乏力、食欲不振等典型症状，这类病在大棚种植蔬菜、草莓等作物的地方发病率较高。

预防措施

入棚要戴两层口罩，里面戴一层湿口罩，外层戴一层干口罩，进大棚的时间不超过1小时，喷洒农药后，4小时内不要进棚，同时，要加高棚高，适当进行棚内通风。

三、中毒伤害病

主要是指因长期从事喷洒农药劳动而引起的职业病，有时连续打药好多天，使许多农民出现中毒症状。

（一）预防措施

（1）喷洒农药最好在上午10点之前和下午5点之后，要尽量避免在中午高温时喷药。

（2）不能光着腿脚、穿着短袖衣衫喷药，要穿长袖衣衫和长裤，穿胶鞋，戴手套，最好戴口罩。

（3）此外，顺着风，退着或侧着身子喷药也能减少中毒概率。

（4）打农药前，把容易暴露的皮肤涂上一层肥皂沫，打完药后用净水反复清洗，也能起到很好的防护作用；打完药后，要及时更换衣服，清洗皮肤，在喷洒高毒农药，更要保持高度警惕。

（二）农药中毒的抢救措施

（1）有人因接触农药中毒时，应立即把中毒者抬到空气新鲜的地方，脱去被污染的衣服。

（2）用肥皂水或3%~5%的苏打水彻底洗去皮肤上的药液（敌百虫中毒时禁用），然后用温水擦洗干净。注意不要用热水或酒精擦洗，以免加剧毒物吸收。

（3）若眼睛受到污染，可用生理盐水或1%的苏打水冲洗，然后滴入1%阿托品1~2滴。

（4）当有人吸入或食入有机磷农药中毒时，神志清醒者可口服清水，然后催吐，反复多次，直到吐出的液体无特殊气味为止。

（5）对神志不清或拒不合作的中毒者，可将他的口撑开，在其上、下齿之间垫上软的东西，然后用洗胃管洗胃。

（6）经上述初步处理后，及时将中毒者送医院进一步救治。

四、螨虫类病

螨虫类病主要指从事养鸡、养鸭等养殖业的农民，因感染鸡鸭身上的螨虫等微生物而引起的皮肤过敏、瘙痒，导致速发性哮喘，严重者，其肺功能受到损害，丧失劳动能力。

预防措施

（1）戴口罩，做好防护。
（2）要经常通风，避免灰尘，勤洗晒衣物。

五、人畜共患病

丹毒，这种病主要是指饲养猪、牛的农民感染动物身上的丹毒杆菌引起的急性传染病，多发生在手和臀部，除皮肤病变外，体温会升高到40摄氏度，反复发热，很难治。

布氏杆菌病（简称布病）。布病是由布氏杆菌引起的人畜共患的传染性疾病。人患病的症状为发热，多汗，乏力，骨关节疼痛和肝、脾及睾丸肿大等。

预防措施

见第三节。

六、药类白血病

最近几年，农村白血病患者增多，多与使用剧毒农药有关。有５０％左右的这类患者是直接由农药中毒引起的，主要病因是很多农药、除草剂中苯类衍生物抑制脱氧核糖核酸的合成，导致染色体突变，破坏造血系统，引起白血病。

预防措施

同农药中毒的预防一样。

针对农民职业病特点，应加大宣传力度，让农民知道职业病的危害。应尽快制定农业种植、养殖等农民易患职业病的行业规范和操作规程，采取有效的防护措施，防止职业病的发生。

第二节　怎么安全使用农药

使用化学农药是防治病、虫、草、鼠害，夺取农业丰收的重要措施。但是很多农民在购买、使用农药的过程中，方法不得当，引起中毒。因此，要注意如下事项：

（1）购买农药时首先注意农药的包装，防止破漏，注意农药的品名、有效成分含量、出厂日期、使用说明等，不要使用鉴别不清和过期失效的农药。以"安全、高效、经济"为原则，尽量选择"两低一高"（高效、低毒、低残留）的农药品种；在使用农药前，一定要认真仔细地阅读有关农药使用说明书，正确、安全、科学地使用农药。

（2）运输农药时，应先检查包装是否完整，发现有渗漏、破裂的，应用规定的材料重新包装后运输。

（3）农药不得与粮食、蔬菜、瓜果、食品、日用品等混载、混放，要由专人保管。

（4）高毒农药如甲基1605、1059、甲胺磷、呋喃丹等，不准用于蔬菜、水果等作物，不准用于喷雾。对含有甲胺磷、对硫磷、甲基对硫磷、久效磷、磷胺等5种高毒有机磷农药的混配制剂不得经营和使用。

（5）在农药使用时，配药人员要戴胶皮手套，严禁用手拌药。如包衣种子进行手撒或点种时，必须戴防护手套，以防皮肤吸收中毒，剩余的毒种子应销毁，防止误食中毒。

（6）施药前仔细检查喷药器械开关、接头、喷头，喷药过程中如发生堵塞时，严禁用嘴吹吸喷头和滤网。

（7）盛过农药的包装物品，不准用于盛粮食、油、酒、水等食品和饲料，要集中处理。

（8）凡体弱多病者，患皮肤病或其他疾病尚未恢复健康者，哺乳期、孕期、经期的妇女，以及皮肤损伤未愈者不得进行喷药作业。

（9）施药人员在施药期间不得饮酒，施药时要戴防毒口罩，穿长袖上衣、长裤和鞋袜，在操作时禁止吸烟、喝酒、吃东西，被农药污染的衣服要及时换洗。

（10）使用喷雾器喷药时，不要迎风操作，大风和中午高温时应停止喷药。施药人员每天施药时间不得超过六小时，使用背负式机动药械要两人轮流操作。连续施药 3～5 天后应休息一天。

（11）若皮肤不慎沾染农药时，应立即更换衣服，用肥皂水反复冲洗皮肤。操作人员如有头痛、头昏、恶心、呕吐等症状时，应立即离开施药现场，换掉污染的衣服，并漱口，冲洗手、脸和其他暴露部位，及时到医院治疗。

第三节　养殖户如何防治

人畜共患病

人畜共患病是指由同一种病原体引起，在人类和动物之间自然传播的疫病。其病原包括病毒、细菌、支原体、螺旋体、立克次氏体、衣原体、真菌、寄生虫等。人畜共患病的种类有：高致病性禽流感、猪流感、猪丹毒、口蹄疫、狂犬病、布鲁氏菌病、结核病等。

由于现在齐齐哈尔甘南县境内牛、羊的养殖量较大，现在我们主要讲一下和牛羊有关的人畜共患病，布氏杆菌病（简称布病）。该病名称很多，俗称蔫巴病、懒汉病等等。布病是由布氏杆菌引起的人畜共患的传染性疾病。布病是急性传染病，被《中华人民共和国传染病防治法》规定为乙类传染病。感染布病的家畜是人类布病的主要传染源。人由于接触患病的牲畜或污染物而感染发病，能引起全身多个系统的损害，尤其是骨关节系统的损害较为明显。人患病的主要症状为发热，多汗，乏力，骨关节疼痛和肝、脾及睾丸肿大等。

一、治疗布病要遵循的原则

（1）早期用药，彻底治疗。

（2）合理选用药物及用药途径。

（3）综合疗法。

（4）中西医结合。

二、怎样预防布病

（一）布病的防治措施

布病防治工作要认真贯彻预防为主的方针。抓好"三早"，即早发现、早隔离、早治疗。基本方法是控制和清除传染源，切断传播途径和保护易感人群和畜群。对家畜进行布病检疫是针对传染源采取的措施之一，一方面，为了及时检出患病家畜，查清疫情的程度和分布范围；另一方面，为了杜绝传染源的输出和输入，保护清净地区不受污染，达到有计划地全面防治布病。疫区内各种家畜均属被检对象，检出的布病畜一律不准外出，原则上一律屠宰并做无害化处理。被布病畜流产的胎儿和羊水污染的场地，用10%~20%石灰乳或10%~20%漂白粉乳浸透垫草和地面。

（二）布病急性期的治疗方案

1.方案一

四环素类抗生素并用链霉素。常用四环素，每日2克，分四次口服，21日为一个疗程，可再重复1~2个疗程，一般疗程间隔5~7天。链霉素，每日1克，分两次肌注，14~21天为一疗程，一般应用两疗程。

利福平并用多西霉素。利福平每天600~900毫克，分两次口服，并且每天口服多西霉素200毫克，连续用药6周。

2.方案二

头孢曲松钠并用阿奇霉素。人畜共患病主要对人类健康、畜牧业安全生产、畜产品安全和公共卫生造成重大危害，从而造成巨大的经济损失，导致人类残疾并丧失劳动能力，甚至死亡；带来生物灾害，影响社会稳定。人畜共患病预防的关键措施就是要消灭病源，主要有以下几个方面：

（1）搞好环境卫生，根除动物传染源，预防人畜共患病，要坚持科学饲养和卫生防疫制度，采取免疫和净化等措施消灭动物传染源，预防动物疫病的发生。

（2）严格落实动物检疫工作，切断传播途径。许多人畜共患病疫情的暴发，都是由于患病动物或产品的流动引起的。因此，要加强检疫工作，加强病害动物及其产品的无害化处理，控制疫病的传播。

（3）加强环境管理，提高公共卫生水平，主要是整治好环境，消除有利于老鼠、臭虫、苍蝇和蚊子等滋生的环境条件。

（4）注意个人卫生，提高防护能力，个人应该养成良好的卫生习惯，避免接触地表水，防止蚊虫叮咬，保证饮水清洁和食品卫生，提高抗病力。对患者应及时进行隔离和治疗。

一旦发生人畜共患病扩散，形成了疫情，则要在当地动物防疫监督机构的监督下，按照防治技术规范的要求和"早、快、严、小"的原则坚决扑杀，严格隔离，彻底消毒，强制免疫，严防疫情扩大。

常见疾病的防治

技术篇

第一章　非传染性疾病

第一节　高血压

高血压在我国的发病率非常高，约占 18.8%，大约 2 亿人口。高血压分为原发性高血压和继发性高血压。原发性高血压主要以血压升高为主要临床表现。继发性高血压是由某些确定的疾病或病因引起的，约占所有高血压的5%。高血压可以影响到心、脑、肾等器官，导致这些器官的功能衰竭，是心血管疾病致死的主要原因之一。

一、病因

（一）遗传因素

高血压具有明显的家族遗传性，父母都有高血压，子女的发病率高达46%。

（二）环境因素

1.饮食

不同地区人群血压水平和高血压患病率与钠盐的摄入量显著相关。吃的盐越多，患病率越高。高血压在中国，北方发病率高于南方，沿海高于内地，城市高于农村。脂肪的摄入量过高也会引起高血压。饮酒与高血压密切相关，尤其是收缩压（高压）明显升高。

2.精神因素

城市脑力劳动者患病率高于农村体力劳动者，精神高度紧张也会导致高血压。

（三）其他因素

超重或肥胖是高血压病的重要诱因。其他药物也可引起血压的升高，比如说避孕药。

二、临床表现及并发症

（一）症状

大多数起病较缓，没有特殊的临床表现。常见症状有头晕、头痛、心悸等症状，在紧张和劳累后加重。也有的出现视力模糊、鼻出血等较重的症状。大约 1/5 的患者无症状。

（二）并发症

1.高血压危象

由于紧张、疲劳、寒冷、突然停服降压药等诱因，出现头痛、烦躁、眩晕、恶心、呕吐、心悸等严重症状。

2.高血压脑病

该病表现为严重的头痛、呕吐、意识障碍、精神错乱，甚至昏迷。

3.脑血管病

该病包括脑出血、脑血栓、腔隙性脑梗死。

4.心脏肥大

严重者会出现心衰。

（三）西医治疗

首先，要选择合理的药物，要根据医生的建议选用合理的降压药。选用降压药应选用作用温和、持久、副作用少、适用方便的口服降压药作为基础用药，比如说氢氯噻嗪，螺内酯、复方降压片等。

其次，根据病情选用其他的降压药。伴有冠心病和心绞痛的高血压患者，首选钙拮抗剂（硝苯地平、尼群地平等）；对于心动过速者可选用β受体阻断药盐酸普萘洛尔，硝苯地平和卡托普利有逆转高血压引起的左心室肥厚的作用，特别适合高血压合并心脏病的患者。如果出现高血压危象可以进行静脉输液。

由于高血压临床表现呈多样化，有的病人症状不明显，而有的病人则一直都没有症状。所以许多病人认为，高血压病是一种可治可不治的病。血压高了就服点降压药，稳定了就不再服药，这是错误的观点。其实血压的正常就是服了降压药治疗的结果。停药后血压必定又会升高。这种血压的明显波动，正是导致脑中风、心力衰竭的重要原因。因此患有高血压病的病人应积极地治疗，以免重要靶器官受损，致残后而后悔莫及。

高血压病是一种需要持续不断治疗的慢性病，绝大多数病人需要长期坚持服药，甚至有的病人需要终身服药。所谓终身服药，就是指确认为高血压后，以药物治疗而言，病人就要吃一辈子的药。即使血压正常后，仍应使用合理有效的维持降压药物剂量，保持血压稳定，切不可吃吃停停。正确的治疗原则应该是"长期服药，可以少吃，不可不吃"。因此有高血压病的病人一定要有打"持久战"的思想准备。

（四）中药治疗

1.菊花茶

菊花茶可以加金银花和甘草同煎代茶饮。具有平肝明目，清热解毒之功效。对高血压、动脉硬化效果显著。

2.葛根茶

葛根具有改善脑部血液循环的功效，对高血压病引起的头痛、眩晕、耳鸣及腰酸腿痛，具有较好的缓解作用。将葛根切成薄片，每天 30 克，加水煮沸当茶饮。

3.决明子茶

决明子具有降血压、降血脂、清肝明目的功效。每天用 15~20 克决明子泡水当茶饮，对于治疗高血压有特效。

4.玉米须茶

玉米须不仅具有很好的降血压的功效，而且具有止泻、止血的功效。在临床上应用玉米须治疗肾炎引起的浮肿和降压疗效明显。

三、高血压病人的自我管理

（1）定期测量血压，坚持每天测量一次。

（2）治疗高血压应坚持"三心"，即信心、决心、恒心。

（3）定时服用降压药，不能自己随意减量或停药，可在医生指导下，根据现病情，对药量予以调整，保持血压的稳定，防止血压反跳。

（4）条件允许，可自备血压计并学会自测血压。

（5）除服用适当的药物外，还要注意劳逸结合、注意饮食、适当进行运动、保持情绪稳定、睡眠充足。

四、预防措施

（1）合理的饮食，限制盐、脂肪、胆固醇的摄入量，每天盐的摄入量不超过 6 克。

（2）戒烟戒酒。

（3）多吃蔬菜和水果，多吃富含钾、钙的食物，如土豆、茄子、牛奶、酸奶。

（4）适当地进行体育锻炼，运动量不宜过大。

第二节　冠状动脉粥样硬化性心脏病

冠状动脉粥样硬化性心脏病是指冠状动脉粥样硬化使血管狭窄或阻塞导致心肌缺血缺氧或坏死引起的心脏病，简称冠心病。

一、心绞痛

（一）病因

心绞痛的直接发病原因是心肌供血不足。而心肌供血不足主要源于冠心病。有时，其他类型的心脏病或失控的高血压也能引起心绞痛。

（二）临床表现

心绞痛以发作性胸痛为主要临床表现。

1.部位

该病发病部位主要在胸骨后心前区，有手掌大小范围。常放射至左肩、左臂内侧达无名指和小手指。

2.性质

胸痛常为压迫、发闷或紧缩性，也可有烧灼感，偶有濒死的恐惧感。

3.诱因

体力劳动或情绪激动（愤怒、焦急、过度兴奋）所诱发，饱食、寒冷、也可诱发。

4.持续时间

疼痛出现后逐步加重，然后在 3~5 分钟内消失，有时数天发作一次。

（三）检查

（1）心电图。
（2）冠状动脉造影。

（四）治疗

1.发作时的治疗

（1）休息、吸氧：发作时立即休息、吸氧。一般患者在停止活动后症状即可消除。
（2）药物治疗：硝酸甘油 0.3~0.6 毫克舌下含服，1~2 分钟显效。
（3）硝酸异山梨酯：可用 5~10 毫克舌下含服。

2.预防

可以每天服用防治动脉硬化的药物阿司匹林 75~150 毫克和降血脂的药物。

二、心肌梗死

急性心肌梗死是冠状动脉急性、持续性缺血缺氧所引起的心肌坏死。临床表现多为剧烈而持久的胸骨后疼痛，休息及用硝酸酯类药物不能完全缓解，伴有可并发心律失常、休克或心力衰竭，常可危及生命。该病在欧美最常见，美国每年约有 150 万人发生心肌梗死。中国近年来呈明显上升趋势，每年新发病人数至少 50 万，现患病者至少 200 万。

（一）病因

1.过劳

过重的体力劳动，尤其是负重登楼，过度的体育活动，持续的紧张劳累等，都可使心脏负担加重，心肌需氧量突然增加，而冠心病患者的冠状动脉已发生硬化、狭窄，不能充分扩张而造成心肌缺血。过重的体力负荷也可诱发斑块破裂，导致急性心肌梗死。

2.激动

由于激动、紧张、愤怒等激烈的情绪变化诱发。

3.暴饮暴食

不少心肌梗死病例发生于暴饮暴食之后。进食大量含高脂肪高热量的食物后，血脂浓度突然升高，导致血液黏稠度增加，血小板聚集性增高。在冠状动脉狭窄的基础上形成血栓，引起急性心肌梗死。

4.寒冷刺激

突然的寒冷刺激可能诱发急性心肌梗死。因此，冠心病患者要十分注意防寒保暖，冬春寒冷季节是急性心肌梗死发病较高的原因之一。

5.便秘

便秘在老年人当中十分常见。临床上，因便秘时用力屏气而导致心肌梗死的老年人并不少见。必须引起老年人足够的重视，要保持大便通畅。

6.吸烟、大量饮酒

吸烟和大量饮酒可通过诱发冠状动脉痉挛及心肌耗氧量增加而诱发急性心肌梗死。

（二）临床表现

约半数以上的急性心肌梗死患者，在起病前1～2天或1～2周有前驱症状，最常见的是原有的心绞痛加重，发作时间延长，或对硝酸甘油效果变差；或继往无心绞痛者，突然出现长时间心绞痛。典型的心肌梗死症状包括：

1.突然发作剧烈而持久的胸骨后或心前区压榨性疼痛

休息和含服硝酸甘油不能缓解，常伴有烦躁不安、出汗、恐惧或濒死感。

2.少数患者无疼痛

一开始即表现为休克或急性心力衰竭。

3.部分患者疼痛位于上腹部

可能被误诊为胃穿孔、急性胰腺炎等急腹症；少数患者表现为颈部、下颌、咽部及牙齿疼痛，易被误诊。

4.神志障碍

多见于高龄患者。

5.全身症状

发热及难以形容的不适。

6.胃肠道症状

表现为恶心、呕吐、腹胀等，下壁心肌梗死患者更常见。

7.心律失常

见于 75%～95% 患者，发生在起病的 1～2 周内，以 24 小时内多见，前壁心肌梗死易发生室性心律失常，下壁心肌梗死易发生心率减慢、房室传导阻滞。

8.心力衰竭

主要是急性左心衰竭，在起病的最初几小时内易发生，也可在发病数日后发生，表现为呼吸困难、咳嗽、发绀、烦躁等症状。

（三）治疗

1.监护和一般治疗

无并发症者急性期绝对卧床 1～3 天；吸氧；持续心电监护，观察心率、心律变化及血压和呼吸。低盐、低脂、少量多餐、保持大便通畅。无并发症患者 3 天后逐步过渡到坐在床旁椅子上吃饭、大小便及室内活动。一般可在 2 周内出院。有心力衰竭、严重心律失常、低血压等患者卧床时间及出院时间需酌情延长。

2.镇静止痛

小量吗啡静脉注射为最有效的镇痛剂，也可用哌替啶。烦躁不安、精神紧张者可给予地西泮（安定）口服。

3.调整血容量

入院后尽快建立静脉通道，前 3 天缓慢补液，注意出入量平衡。

4.溶栓治疗

5.药物治疗

6.抗心律失常

7.家庭康复治疗

急性心肌梗死患者，在医院度过了急性期后，对病情平稳、无并发症的患者，医生会允许其回家进行康复治疗。在家康复治疗期间要注意：

（1）按时服药，定期复诊；保持大便通畅；坚持适度体育锻炼。

（2）避免情绪激动和过度劳累；戒烟限酒，避免吃得过饱。

（四）预防

对公众及冠心病患者应普及有关心肌梗死知识，预防心肌梗死发生，万一发生，也能尽早诊断，及时治疗。除上述二级预防所述各项内容外，在日常生活中还要注意以下几点：

1.避免过度劳累

尤其避免搬抬过重的物品。对老年冠心病患者来说，可能诱发心肌梗死。

2.放松精神

愉快生活，对任何事情要能泰然处之。

3.洗澡时要特别注意

不要在饱餐或饥饿的情况下洗澡。水温最好与体温相当，洗澡时间不宜过长，冠心病程度较严重的患者洗澡时，应在他人帮助下进行。

4.气候变化时要当心

在严寒或强冷空气影响下，冠状动脉可发生痉挛而诱发急性心肌梗死。

所以每遇气候恶劣时，冠心病患者要注意保暖。

5.要懂得和识别心肌梗死的先兆症状并给予及时处理

心肌梗死患者约 70% 有先兆症状，主要表现为：

（1）既往无心绞痛的患者突然发生心绞痛，或原有心绞痛的患者发作突然明显加重，或无诱因自发发作；

（2）心绞痛性质较以往发生改变、时间延长，使用硝酸甘油不易缓解；

（3）疼痛伴有恶心、呕吐、大汗或明显心动过缓或过速；

（4）心绞痛发作时伴气短、呼吸困难；

（5）冠心病患者或老年人突然出现不明原因的心律失常、心力衰竭、休克或晕厥等情况时都应想到心肌梗死的可能性。

上述症状一旦发生，必须认真对待，患者首先应卧床，保持平静，避免精神过度紧张；舌下含服硝酸甘油或喷雾吸入硝酸甘油，若没能缓解，5 分钟后可再含服一片。心绞痛缓解后去医院就诊，若胸痛超过 20 分钟不缓解或严重胸痛伴恶心、呕吐、呼吸困难、晕厥，应呼叫救护车送往医院。

三、心脏猝死

患有高血压、高血脂和糖尿病等基础性疾病的人，也易导致心脏性猝死的发生。人们一提到猝死，总以为是在"毫无征兆"的情况下发生的。心脏性猝死固然是突发的，但并非无迹可寻。80% 的心脏性猝死者在事发前会有先兆。能否捕捉到这些蛛丝马迹，往往是救命的关键。

一般情况下，猝死病人可能会有以下先兆：

症状一：胸痛。从肚脐以上部位的不明原因的疼痛，首先要排除的就是心脏问题。

症状二：胸闷、心慌、上不来气。

症状三：感觉极度疲乏。

症状四：头晕眼花。

这些症状往往出现在发病前几天甚至几个月；另外，在发病前一个小时，会忽然出现低血压、胸痛、头晕。在这一阶段，应强化急救意识，及时到诊治，做好预防和抢救的预备。

（一）高危人群

1.冠心病患者

这是猝死的最高危险因素，20%～25%的冠心病以猝死为首发表现。患心肌梗死者中有75%可发生心脏性猝死，不少患者发生猝死事件前，会有心脏疾病的表现。

2."三高"患者

患有高血压、高血脂和糖尿病等基础性疾病的人，也易导致心脏性猝死的发生。

3.吸烟者

目前，心脏性猝死者中，有90%以上的人都吸烟。足见吸烟引起心脏猝死的危险系数之高！而且，比吸烟者受香烟影响更大的受害者，是被动吸"二手烟"的人。

这是由于当吸烟者将烟放在口中吸进时，烟前端燃烧时的最高温度有1 200摄氏度，足以将有害物质杀死；但是当拿在手上由烟草自行燃烧时，温度只有600摄氏度，多种有害物质会飘散出来，对吸烟者及周围的人产生危害。

4.不良饮食习惯者

摄进过多的高脂肪、高蛋白类食品，如动物肉类，易造成肥胖、高血脂或高血压。目前，中国最年轻的心脏性猝死患者仅有14岁，与"天天肯德基、顿顿麦当劳"这样的饮食结构有直接关系。

5.工作、精神压力过大者

值得引起留意的是，现代人工作压力加大，精神高度紧张或过度焦虑，往往会引起或者加重冠状动脉痉挛导致心梗。研究表明，精神紧张、情绪波动大、体力透支等是心脏病的主要诱因。

（二）猝死的预防

（1）定期体检：老年人是心脏病及各种疾病的高发人群，应定期到医院进行体检。青、中年人若工作紧张、生活节奏快、工作生活压力大，也容易患冠心病、高血压等疾病。定期体检便于及时发现疾病，及早进行治疗，减少猝死风险。在做心脏方面的相关检查时，建议除了做心电图检查，还要做心脏超声检查，以及冠状动脉CT检查或冠状动脉造影检查。心脏超声检查可检测到心脏结构异常的疾病，而冠状动脉CT或冠状动脉造影可检测出心脏血管病变的情况。

（2）避免过度疲劳和精神紧张。过度疲劳和精神紧张会使机体处于应激状态，使血压升高，心脏负担加重，使原有心脏病加重。即使原来没有器质性心脏病也会引起室颤的发生。所以，每个人应该对自己的工作、生活有所安排，控制工作节奏和工作时间，不可过快过长。每天有一定的休息和放松时间，缓解疲劳和精神紧张，使心脏及各脏器功能得以恢复。

（3）戒烟、限酒、平衡膳食、控制体重、适当运动。吸烟、过度饮酒、高脂饮食及肥胖会使心脑血管疾病发生率显著增加。大量饮酒及情绪激动会使血压升高，心脏缺血缺氧加重，而戒烟限酒、平衡膳食、控制体重、定期适量运动，保持良好的生活习惯会减少心脑血管疾病的发生。

（4）注意过度疲劳的危险信号。长期过度疲劳会使身体产生不适感。当机体出现异常情况时，应意识到自己可能疲劳过度，应调整工作节奏、适当休息，让机体功能得以恢复。有些人在猝死前是有一些表现的，如当日有心绞痛、心悸、胸闷、呼吸困难、头痛头晕、面色苍白、出大汗等情况发生。当出现上述情况，应立即停止工作，尽可能平卧休息，服用治疗相应疾病的药物。如不能缓解，应立即前往医院救治。

（5）对已患有冠心病、高血压等疾病的患者应在医生指导下坚持服药治疗。常常有些患者在治疗一段时间后，自己认为病情好转或认为疾病已经治好，自行停止使用治疗药物，从而使冠心病、高血压病持续进展或恶化，在一定外因作用下，如过度疲劳、精神紧张，就会发生心脏猝死，有些人因工作忙而忘记服药或忘记带药，也会使病情加重。因此，在医生指导下坚持服药治疗是十分重要的。

第三节　糖尿病

糖尿病是常见病、多发病，其患病率正随着人民生活水平的提高，人口老化、生活方式的转变而迅速增加。根据世界卫生组织估计，全球目前有超过 2 亿的糖尿病患者。糖尿病已经成为危害人类健康的第三大杀手。

一、病因

1.遗传因素

1 型或 2 型糖尿病均存在明显的遗传特性。糖尿病存在家族发病倾向，1/4 ~ 1/2 患者有糖尿病家族史。

2.环境因素

进食过多，体力活动减少导致的肥胖是 2 型糖尿病最主要的因素。1 型糖尿病患者存在免疫系统异常，在某些病毒如柯萨奇病毒、风疹病毒、腮腺病毒等感染后导致自身免疫反应，破坏胰岛素细胞。

二、临床表现

1.多饮、多尿、多食和消瘦

严重高血糖时出现典型的"三多一少"（吃得多、饮得多、尿得多、体重减少）症状，多见于Ⅰ型糖尿病。发生酮症或酮症酸中毒时，"三多一少"症状更为明显。

2.疲乏无力，肥胖

多见于2型糖尿病。2型糖尿病发病前常有肥胖，若得不到及时诊断，体重会逐渐下降。

三、检查

1.血糖

血糖是诊断糖尿病的唯一标准。有明显"三多一少"症状者，只要一次异常血糖值即可诊断。无症状者诊断糖尿病需要两次异常血糖值。正常空腹血糖值不超过6.1摩尔/升。空腹血糖大于或等于7.0毫摩尔/升，和/或餐后两小时血糖大于或等于11.1毫摩尔/升即可确诊。

2.尿糖

尿糖常为阳性。血糖浓度超过肾糖阈（160~180毫克/分升）时尿糖阳性。饮食可以影响尿糖值，因此，尿糖测定不作为诊断标准。

四、治疗

目前尚无根治糖尿病的方法，但通过多种治疗手段可以控制好糖尿病。主要包括5个方面：糖尿病患者的教育，自我监测血糖，药物治疗，运动治疗和饮食治疗。

（一）一般治疗

1.教育

要教育糖尿病患者懂得糖尿病的基本知识，树立战胜疾病的信心，如何控制糖尿病，以及控制好糖尿病能给健康带来益处，等等。根据每个糖尿病患者的病情特点，制定恰当的治疗方案。

2.自我监测血糖

随着小型快捷血糖测定仪的逐步普及，病人可以根据血糖水平随时调整降血糖药物的剂量。1 型糖尿病进行强化治疗时每天至少监测 4 次血糖（餐前），血糖不稳定时要监测 8 次（三餐前、后、晚上临睡前和凌晨 3：00）。强化治疗时空腹血糖应控制在 7.2 毫摩尔/升以下，餐后两小时血糖小于10 毫摩尔/升。

（二）药物治疗

1.口服药物治疗

（1）磺脲类药物：2 型糖尿病患者经饮食控制、运动，降低体重等治疗后，疗效尚不满意者均可用磺脲类药物。

（2）双胍类降糖药：适应证为肥胖型 2 型糖尿病，单用饮食治疗效果不满意者；2 型糖尿病单用磺脲类药物效果不好，可加双胍类药物。

（3）禁忌证：严重的肝、肾、心、肺疾病，消耗性疾病，营养不良，缺氧性疾病；糖尿病酮症，酮症酸中毒；伴有严重感染、手术、创伤等应激状况时，应暂停双胍类药物，改用胰岛素治疗。

2.胰岛素治疗

胰岛素制剂有动物胰岛素、人胰岛素和胰岛素类似物。根据作用时间分为短效、中效和长效胰岛素，并已制成混合制剂，如诺和灵 30R，优泌林 70/30。

（三）运动治疗

增加体力活动可改善机体对胰岛素的敏感性，降低体重，减少身体脂肪量，增强体力，提高工作能力和生活质量。运动的强度和时间长短，应根据病人的总体健康状况，根据适合病人的运动量和病人感兴趣的项目来定。运动形式可多样，如散步，快步走、健美操、跳舞、打太极拳、跑步、游泳等。

（四）饮食治疗

饮食治疗是各种类型糖尿病治疗的基础，一部分轻型糖尿病患者单用饮食治疗就可控制病情。少吃高热量、高脂肪的食物，多吃粗粮和蔬菜。

五、预防

预防糖尿病的四要点：

1.多懂点

健康知识多懂点，防治措施多懂点。

2.少吃点

油脂食物（如黄油及煎炸食品、巧克力等高热量食物）少吃点。科学地摄入营养，平衡膳食。

2.勤动点

家务劳动勤做点。每天锻炼，做到每天运动 30 分钟，每周锻炼五天以上。

4.放松点

学会心理调节，保持良好心态。

第四节　急腹症

急腹症是指腹腔内、盆腔和腹膜后组织和脏器发生了急剧的病理变化，从而产生以腹部为主要症状和体征，同时伴有全身反应的临床综合征。常见的急腹症包括：急性阑尾炎、溃疡病急性穿孔、急性肠梗阻、急性胆道感染及胆石症、急性胰腺炎、腹部外伤、泌尿系结石及宫外孕。

一、病因

1.外科急腹症

（1）感染与炎症：急性阑尾炎、急性胆囊炎、急性胆管炎、急性胰腺炎等。

（2）空腔器官穿孔：胃、十二指肠溃疡穿孔，胃癌穿孔、伤寒肠穿孔、坏疽性胆囊炎穿孔、腹部外伤致肠破裂等。

（3）腹部出血：创伤所致肝、脾破裂或肠系膜血管破裂。

（4）梗阻：胃肠道、胆道等。

（5）绞窄：胃肠道梗阻或卵巢肿瘤扭转致血循环障碍，甚至缺血坏死，常导致腹膜炎、休克等。

2.内科疾病

急性胃肠炎、急性病毒性肝炎、腹膜炎。

3.妇产科疾病

急性附件炎、急性盆腔炎、卵巢黄体破裂、卵巢肿瘤扭转、异位妊娠破裂。

二、临床表现

1.腹痛的部位

最先发生的部位可能是病变的原发部位。如胃、十二指肠溃疡穿孔开始引起上腹部疼痛,当穿孔后,消化液流向下腹,此时腹痛扩展至右下腹乃至全腹,易被误诊为阑尾炎穿孔。急性阑尾炎为转移性腹痛,开始在脐周或上腹部,为炎症刺激性内脏痛,当炎症波及阑尾周围壁腹膜时,则表现为右下腹痛。腹痛最明显的部位,常是病变最严重的部位,如有腹膜刺激征,则常提示该部位有腹膜炎。

2.腹痛的性质

持续性剧烈钝痛,病人为了减轻腹痛,可采用侧卧屈膝体位,咳嗽、深呼吸和大声说话均加重疼痛,定位准确,提示该部位腹膜炎症刺激——急性腹膜炎。持续性胀痛,按压腹部疼痛加重,如麻痹性肠梗阻、肝脏肿瘤等。阵发性绞痛,为空腔脏器平滑肌阵发性痉挛所致,常提示消化道、胆道或输尿管存在梗阻因素,如机械性肠梗性,胆道结石、蛔虫、肿瘤,输尿管结石等。持续性疼痛阵发性加剧,表现梗阻与炎症并存,常见于绞窄性肠梗阻早期,胆道结石合并胆管炎,胆囊结石合并胆囊炎等。

3.腹痛的程度

分轻度(隐痛),中度和重度(剧痛),表示病变的轻、中、重,但也因个人耐受程度有所差异。

三、治疗

不要乱服用止疼药物,以免掩盖病情,应该及时送医院治疗。

第五节　肺　炎

可由细菌、病毒、真菌、寄生虫等致病微生物，以及放射线、吸入性异物等理化因素引起。临床主要症状为发热、咳嗽、咳痰、痰中带血，可伴胸痛或呼吸困难等。幼儿性肺炎，症状常不明显，可有轻微咳嗽。细菌性肺炎采用抗生素治疗，7～10天多可治愈。

一、病因

引起肺炎的原因很多，如细菌、病毒、真菌、支原体、衣原体等理化因素。

二、临床表现

本病起病急骤，常有淋雨、受凉、劳累等诱因，约1/3患者有上呼吸道感染史。自然病程7～10天。

1.寒战、高热

典型症状为突然寒战、高热，体温高达39～40摄氏度。伴有头痛、全身肌肉酸软、食欲缺乏。使用抗生素后热型不典型，年老体弱者仅有低热或不发热。

2.咳嗽、咳痰

早期为刺激性干咳，继而咯出白色黏液痰或带血丝痰，1～2天后，可咯出黏液血性痰、铁锈色痰、脓性痰，消散期痰量增多，痰黄而稀薄。

3.胸痛

常有剧烈胸痛，呈针刺样，随咳嗽或深呼吸而加重，可向肩或腹部放射。下叶肺炎可刺激膈胸膜引起腹痛，可被误诊为急腹症。

4.呼吸困难

5.其他症状

少数有恶心、呕吐、腹胀或腹泻等胃肠道症状，重症时可出现神志模糊、烦躁、嗜睡、昏迷等。

三、治疗

患者除了卧床休息、大量饮水、吸氧、积极排痰外，肺炎治疗的最主要环节是抗感染。细菌性肺炎的治疗包括针对病原体治疗和经验性治疗。前者根据痰培养和药物敏感试验结果，选择体外试验敏感的抗菌药物；后者主要根据本地区肺炎病原体流行病学资料，选择可能合适的抗菌药物。此外，还要根据患者的年龄、基础疾病、疾病严重程度、是否有误吸等因素，选择抗菌药物和给药途径。

四、预防措施

肺炎很多预防措施非常简单有效。我们要养成良好的个人卫生习惯。不随地吐痰，勤洗手，避免病原体传染给别人，或者通过自己的手将病原体带入体内。患病出行或就医时应戴口罩，并且与其他人员要间隔 1 米以上。注意室内通风，保持空气流通，这种环境不利于病原体繁殖，同时也降低了病原体数量，减少了感染机会。注意保暖，避免寒冷刺激。多参加锻炼，增强体质，有利于免疫力提高。大力开展控烟活动，可以降低肺炎发病。

第六节 感 冒

上呼吸道感染简称上感，又称普通感冒。是包括鼻腔、咽或喉部急性炎症的总称。普通感冒，是最常见的急性呼吸道感染性疾病，多呈自限性，但发生率较高。成人每年发生 2~4 次，儿童发生率更高，每年 6~8 次。全年皆可发病，冬春季较多。

一、病因

上呼吸道感染有 70%~80% 由病毒引起。另有 20%~30% 的上感由细菌引起。细菌感染可直接感染或继发于病毒感染之后，以溶血性链球菌为最常见。

各种导致全身或呼吸道局部防御功能降低的原因，如受凉、淋雨、气候突变、过度疲劳等，可使原已存在于上呼吸道的或从外界侵入的病毒或细菌迅速繁殖，从而诱发本病。老幼体弱，免疫功能低下或患有慢性呼吸道疾病的患者易感。

二、临床表现

普通感冒俗称"伤风"，多由病毒引起。起病较急，潜伏期 1~3 天不等，随病毒而异，主要表现为鼻部症状，如喷嚏、鼻塞、流清水样鼻涕，也可表现为咳嗽、咽干、咽痒或灼热感，甚至鼻后滴漏感。发病同时或数小时后可有喷嚏、鼻塞、流清水样鼻涕等症状。2~3 天后鼻涕变稠，常伴咽痛、流泪、味觉减退、呼吸不畅、声嘶等。一般无发热及全身症状，或仅有低热、不适、轻度畏寒、头痛。体检可见鼻腔黏膜充血、水肿、有分泌物，咽部轻度充血。如无并发症，5~7 天可痊愈。

三、治疗

（一）对症治疗

1.休息

病情较重或年老体弱者应卧床休息，忌烟，室内保持空气流通，多饮水。大量饮水可以促使病毒从尿液排出。

2.解热镇痛

如有发热、头痛、肌肉酸痛等症状者，可选用解热镇痛药，如复方阿司匹林、索米痛片、布洛芬等。咽痛可用各种喉片如溶菌酶片、健民咽喉片或中药六神丸等口服。

3.减充血剂

鼻塞，鼻黏膜充血水肿时，可用1%麻黄碱滴鼻。

4.抗组胺药

感冒时常有鼻黏膜敏感性增高，频繁打喷嚏、流鼻涕，可选用马来酸氯苯那敏或苯海拉明等抗组胺药。

5.镇咳剂

对于咳嗽症状较明显者，可服用复方甘草片、止咳糖浆等镇咳药。

（二）对因治疗

1.抗菌药物治疗

单纯病毒感染无须使用抗菌药物，有白细胞计数升高、咽部化脓、咳黄痰等细菌感染证据时，可酌情使用青霉素、头孢菌素、大环内酯类或喹诺酮类药物。

2.抗病毒药物治疗

目前尚无特效抗病毒药物，因此如无发热，免疫功能正常，发病不超过两天的患者一般无须应用。免疫缺陷患者可早期常规使用。广谱抗病毒药物利巴韦林和奥司他韦对流感病毒有较强的抑制作用，可缩短病程。

3.中医中药治疗

中医将普通感冒分为风寒感冒、风热感冒、暑湿感冒三类，它们各自的症状不同，其病因为风兼寒或风兼热或湿兼热，而流行性感冒是由流感病毒引起的急性传染病。病因不同，治疗药物亦不同，现将三类感冒的症状及治疗所用的部分中药介绍如下，以便正确选用。

（1）风寒型感冒：多见于冬春季，外感风寒所致。主要症状恶寒重、发热轻、头痛无汗、四肢酸痛、鼻塞不通、流清涕、说话声音重、咳嗽痰稀、咽痒、舌苔白、脉浮紧等症。应选用发散风寒的辛温解表药，如风寒感冒颗粒，九味羌活丸，或参苏理肺丸、通宣理肺丸，不能用桑菊感冒片、银翘解毒丸、羚翘解毒丸、羚羊感冒片，误用会加重病情，或迁延不愈。

（2）风热型感冒：多见于夏秋季，外感风热所致。主要症状是发热重、恶寒轻、有汗不多、头胀痛、四肢酸懒、咳嗽痰黄、咽红肿痛、口干欲饮、舌苔薄黄、脉浮数等症。应用清热宣肺的辛凉解表药，如风热感冒颗粒、桑菊感冒片或银翘解毒丸、羚翘解毒丸、羚羊感冒片，不能选用羌活丸、理肺丸，误用会引起体温升高，咽痛加重。

（3）暑湿型感冒：仅见于夏季，因患者素有湿热，又加感冒而得，也可因过食冷饮瓜果而引起。主要是恶寒发热、头痛头胀、胸膈痞满、腹痛肠鸣、呕吐腹泻、身乏无力、口淡无味、食欲不振等症。可服藿香正气胶囊、银翘解毒丸、十滴水、六一散等。

三、预防

1.避免诱因

避免受凉、淋雨、过度疲劳；避免与感冒患者接触，避免脏手接触口、眼、鼻。年老体弱易感者更应注意防护，上呼吸道感染流行时应戴口罩，避免在人多的公共场合出入。

2.增强体质

坚持适度有规律的户外运动，提高机体免疫力与耐寒能力是预防感冒的主要方法。

3.免疫调节药物和疫苗

对于经常、反复感冒以及老年免疫力低下的患者，可酌情应用增强免疫功能的药物。对于流感，可以提前注射流感疫苗。

第七节　脑卒中（中风）

脑卒中是由脑部血液循环障碍导致的，以局部神经功能缺失为特征的一组疾病。中医叫作"中风"，老百姓常说的脑梗死、脑出血、脑溢血均属于脑卒中。

脑卒中是目前临床的常见疾病，具有高发率、高复发率、高致残率及高致死率。随着目前人们生活习惯及饮食结构的改变，脑卒中的发病率逐年上升，因其病情凶险，易遗留后遗症，给患者及其家庭造成巨大的生活、心理及经济负担。多年的临床观察发现脑卒中具有"难治能防"的特点，因此，对广大卒中危险人群普及脑血管病的相关知识，进行健康宣教尤为重要。

一、脑卒中的诱因

1.吸烟

烟草中含有大量有毒化学物质可直接对血管内皮造成损伤，因此，目前，吸烟已被列为血管病的独立的危险因素。戒烟可大大降低脑卒中的风险，同时可改善心肺功能，保证脑部血氧供应。

2."三高"

"三高"是高血压、高血脂及高血糖的总称，老年人多数具有其中一项或者兼而有之。高血压可直接造成脑血管损害，严重时可使脑血管破裂导致脑出血，危及生命。而高血脂及高血糖可引起动脉硬化导致脑梗死发生。因此，在生活中应做到低盐低脂饮食。糖尿病患者应避免高热量高糖分食物。低盐饮食是指每日摄入食用盐在 3~6 克，如果已经是高血压患者，应控制食盐量，不超过 3 克。低脂饮食是指进食含脂类物质尤其是甘油三酯、胆固醇比例较少的食物。平时可多食低脂肪的食物和降脂食物，适量食用胆固醇含量相对不高食物，尽量不食高胆固醇食物。

低脂肪的食物包括：绿豆芽、土豆、山药、胡萝卜、油菜、芹菜、大葱、菜花、冬瓜、黄瓜、茄子、海带、蘑菇、番茄等。

常见的降脂食物有：玉米、燕麦、洋葱、大蒜、茄子、芹菜、木耳、海带、香菇、鱼等。

胆固醇含量相对不高的食物有：瘦的猪肉、牛肉、鸭肉、鸡肉、鱼类和奶类。

胆固醇含量高的食物：动物内脏、动物脑髓、脊髓、内脏、蛋黄（每只鸡蛋蛋黄含 250~300 毫克胆固醇）。

高脂食物：肥肉、动物油、奶油、花生。

高热量食物：面粉、巧克力、白糖。

3.失眠、便秘、情绪波动

临床发现常年失眠患者易导致内分泌系统紊乱，导致多种代谢性疾病，并大大增加心脑血管疾病的发生风险。而便秘患者用力排便时腹压增高的同时导致颅压增高，从而增加了脑卒中的发生风险。此外，情绪波动时易造成血流不稳定，导致卒中。因此，养成良好的睡眠习惯，保证大便通畅，保持健康的心态，以及进行适当的运动锻炼是预防脑卒中的重要方式，也是最行之有效，简便易行的预防手段。

二、症状表现

上面了解了脑卒中常见的危险因素后，我们再来认识一下脑卒中的前兆症状。脑卒中虽起病突然，进展迅速，病情凶险，但很多卒中患者发病前会有前兆症状或早期表现，这些症状往往未被重视，导致就诊延迟，耽误了黄金治疗期。那么，脑卒中的常见前兆症状有哪些呢？

（1）面部或肢体突然麻木、无力，尤其是一侧肢体麻木和无力，持物不稳，有时伴肌肉痉挛，走路时虽未遇路障，却突然跌倒或者出现步态不稳症。

（2）一只眼或双眼突然短暂发黑或视物模糊，突然看东西重影或伴有眩晕。

（3）头痛、头晕，可伴有视物旋转、恶心、呕吐。

（4）突然出现吐字不清，说话错乱甚至不能说话。

三、判断

对百姓而言，有时候中风的征兆很难辨识，中风患者常因家人没有及时发现其中风的征兆，延误救治而使患者脑部受损甚至丧命。如何进一步判断家人是否出现脑中风呢？其实有 3 个简单方法：

1.要求患者说一句简单但完整的话

如果病人用词正确、发音不含糊为正常，如果用词错误、发音含糊甚至不能说话则为异常。

2.要求患者两只手或腿平举

让病人闭上眼，双上肢向前平伸 10 秒，如果两侧上肢能保持平举无移动为正常，如果一侧手臂无移动，另一侧手臂无力往下掉为异常。两条腿的检查方法同理。

3.要求病人龇牙、微笑和伸出舌头

如果面部两侧运动对称为正常，如果面部两侧运动不对称则为异常。舌尖居中为正常，偏向任意一侧为异常。

一旦判断家人发生中风，家属应当马上做以下几件事：第一，拨打 120 立即送至医院；第二，使病人安静平卧，将其头部偏向一侧，解开衣领的扣子；第三，如病人神志不清，可含服安宫牛黄丸。脑卒中发生后，抢时间就等于抢生命，3 小时是救治的"黄金极限时间"，是抢救生命的关键。同时，早期康复对卒中的预后及恢复也有至关重要的影响。

四、预防

1.预防中风

就要把中风的危险因素尽可能降到最低。控制高血压是预防中风的重点。高血压病人要遵医嘱按时服用降压的药物，有条件者最好每日测 1 次血压，特别是在调整降压药物阶段，以保持血压稳定。要保持情绪平稳，少做或不做易引起情绪激动的事，如打牌、搓麻将、看体育比赛转播等；饮食须清淡有节制，戒烟酒，保持大便通畅；适量运动，如散步、打太极等。防治动脉粥样硬化，关键在于防治高脂血症和肥胖。建立健康的饮食习惯，多吃新鲜蔬菜和水果，少吃脂肪高的食物，如肥肉和动物内脏等；适量运动增加热量

消耗；服用降血脂药物。控制糖尿病与其他疾病如心脏病、脉管炎等。

2.注意中风的先兆征象

一部分病人在中风发作前常有血压升高、波动，头痛头晕、手脚麻木无力等先兆，发现后要尽早采取措施施加以控制。

3.有效地控制短暂性脑缺血发作

当病人有短暂性脑缺血发作先兆时，应让其安静休息，并积极治疗，防止其发展为脑血栓。

4.健康科学地饮食

戒烟戒酒、限盐限脂等，多吃蔬菜水果，多吃粗粮。

5.注意气象因素影响

季节与气候变化会使高血压病人情绪不稳，血压波动，诱发中风，所以在这种时候更要防备中风发生。

综上所述，脑卒中虽然严重威胁到人们的生命健康，但只要我们做到积极控制危险因素，早期识别卒中发生，及时规范治疗配合强化康复都能大大降低疾病风险，减少后遗症发生，提高我们的生活质量。希望大家增加对脑卒中的认识，把卒中预防与自身生活相结合，规律起居，饮食有节，调畅情志，拥有健康生活。

第二章　常见的传染病

第一节　甲型 H1N1 流感

甲型 H1N1 流感是由猪流感病毒演变而来，但到目前为止，这种病毒只是使人患病，还没有发现猪被感染的病例。甲型 H1N1 流感的早期症状与普通流感相似，包括发热、咳嗽、喉痛、身体疼痛、头痛等，有些人还会出现腹泻或呕吐、肌肉酸痛或疲倦、眼睛发红等症状。

部分患者病情可迅速发展，来势凶猛，突然高热，体温超过 38 摄氏度，甚至继发严重肺炎、急性呼吸窘迫综合征、肺出血、胸腔积液、全身血细胞减少、肾功能衰竭、败血症、休克及呼吸衰竭及多器官损伤，甚至死亡。

甲型 H1N1 流感的传染源主要为病猪和携带病毒的猪，感染甲型 H1N1 流感病毒的人也被证实可以传播病毒。

甲型 H1N1 流感病毒的传播途径主要为呼吸道传播，也可通过接触感染的猪或其粪便、周围污染的环境等途径传播。H1N1 在人与人之间的传染途径与普通流感类似，通常是通过感染者咳嗽或打喷嚏等。

个人如何预防甲型 H1N1 流感？

目前尚没有针对 H1N1 甲型流感的疫苗可用。但是，日常行为能够帮助预防可导致像流感这样的呼吸系统疾病的病菌的传播。请采取如下日常措施来保护自身的健康：

（1）咳嗽或打喷嚏时，请用纸巾挡住鼻子和口部。用后将纸巾扔入垃圾桶中。

（2）经常用肥皂和水洗手，尤其在接触过鼻涕和口水等呼吸道分泌物后，更应该洗手。

（3）尽量避免与病人发生密切接触。

（4）如果患上流感，建议在家中修养，不要上班或上学，并减少与他人接触的机会，以避免传染。避免接触眼部、鼻子或口部，因为病菌可通过此途径传播。

（5）目前尚无证据表明甲型 H1N1 流感能通过食物传播。因此，食用处理得当的熟猪肉和猪肉制品是安全的。只要将猪肉内部加热至 71 摄氏度，便可杀死病毒和细菌。

第二节　细菌性痢疾

细菌性痢疾简称菌痢，是由细菌感染引起的一种常见肠道传染病，临床上以发热、腹痛、腹泻、里急后重及黏液脓血便为特征。

夏秋季是痢疾的高发季节。这是因为夏秋季气温较高，有利于痢疾杆菌的繁殖。再加上苍蝇可作为痢疾的重要传播媒介，很容易引起痢疾的流行。平时，人的胃液里有胃酸，可以把吞进胃里的病菌杀死。但在天热出汗多时，体内的水和盐分大量损失，以致制造胃酸的原料减少，加上喝水比较多，胃酸又被冲淡，所以杀菌能力减弱，吃下去的病菌就容易到肠道里去。另外，夏秋季人们爱吃生冷蔬菜、瓜果，又不注意消毒，这就增加了痢疾杆菌进入人体的机会。儿童和老年人的抵抗力较弱，感染痢疾后易发生中毒性痢疾。所以，一定把好"病从口入"这一关。预防细菌性痢疾，特别是预防这种无腹泻的中毒性痢疾。

一、细菌性痢的传播途径

1.水型传播

痢疾杆菌污染水源可引起暴发流行。若病人与带菌者的粪便处理不当，水源保护不好，被粪便污染的天然水、井水、自来水未经消毒饮用，常是引起菌痢暴发的根源。

2.食物型传播

近年来，食物型暴发较以往多见。痢疾杆菌在蔬菜、瓜果、腌菜中能生存 1～2 周，并可在葡萄、黄瓜、凉粉、西红柿等食品上繁殖，所以食用生冷食物及不洁瓜果可引起菌痢发生。如果用被污染食品做凉拌冷食等，常可引起菌痢暴发。

3.日常生活接触型传播

主要通过污染的手而传播，这种生活接触是非流行季节中散发病例的主要传播途径。如桌椅、玩具、门把、公共汽车扶手等，均可被痢疾杆菌污染，若用手接触上述污染品后，即可带菌，如果马上去抓食品，就会把细菌送入口中而致病。

4.苍蝇传播

苍蝇有粪、食兼食的习性，极易造成食物污染。

二、细菌性痢疾的分类

痢疾的潜伏期长短不一，最短的数小时，最长的 8 天，多数为 2～3 天。由于临床表现和疾病经过不同，痢疾分为普通型痢疾、中毒型痢疾和慢性痢疾。

1.普通型痢疾

绝大多数痢疾属普通型。因为痢疾杆菌均可产生毒素，所以大部分病人都有中毒症状：起病急，恶寒、发热，体温常在 39 摄氏度以上，头痛、乏力、呕吐、腹痛和里急后重。痢疾杆菌主要侵犯大肠，尤其是乙状结肠和直肠，所以左下腹疼痛明显。患痢疾的病人腹泻次数很多，每日大便数十次，甚至无法计数。由于直肠经常受到炎症刺激，所以患者总想解大便，但又解不出多少，这种现象叫里急后重。里急后重现象严重的可引起肛门括约肌松弛。腹泻次数频繁的患者可出现脱水性酸中毒。对痢疾杆菌敏感的抗生素较多，绝大多数病人经过有效抗生素治疗，数日后即可缓解。

2.中毒型痢疾

近年来中毒型痢疾有减少趋势，患此型痢疾的多是孩子。由于他们对痢疾杆菌产生的毒素反应强烈，微循环发生障碍，所以中毒症状非常严重。患儿萎靡、嗜睡、谵语、反复抽风，甚至昏迷。在痢疾高发季节，孩子突然高热抽风，精神很弱，面色灰白，家长应立刻将患儿送往医院检查和抢救。

3.慢性痢疾

慢性痢疾多因诊断不及时、治疗不彻底所致，细菌耐药，患者身体虚弱，病程超过 2 个月。慢性痢疾患者中毒症状轻，食欲低下，大便黏液增多，身体逐渐消瘦，预后不好。

三、细菌性痢疾的家庭护理

1.急性期患者

急性期患者要卧床休息，以保存体力。

2.饮食

以流食为主，病情好转，可逐渐增加稀饭、面条等，切忌过早给予刺激性、多渣、多纤维的食物。不要吃生冷食品，可鼓励病人多吃点生大蒜。

3.保护肛门

由于大便次数增多，尤其是老人和小孩的肛门受多次排便的刺激，皮肤容易淹坏溃破，因此每次便后，用软卫生纸轻轻按擦后，用温水清洗，涂上凡士林油膏或抗生素类油膏。

4.按时服药

要坚持按照医嘱服药 7～10 天，可选用磺胺类药物、诺氟沙星等，不要刚停止腹泻就停止服药，这样容易使细菌产生抗药性，很容易转为慢性痢疾。

四、细菌性痢疾的预防

应加强包括水源、饮食、环境卫生、消灭苍蝇、蟑螂及其滋生地在内的综合性防治措施，即做好"三管一灭"（管水、管粪、管饮食、消灭苍蝇），切实落实食品卫生管理措施，把好病从口入关，做到"勤洗手、喝开水、吃熟食、管粪便"。特别在高温干旱期间，由于水源减少，生活饮用水匮乏，水质易受到污染，易引起痢疾暴发。广大群众要做到喝开水，不喝生水；树立保护水源的意识，清除水源周围的垃圾及其污染物，将人畜饮用水源分开，保证饮水卫生安全；饮用水源的选择要远离厕所、畜生圈、垃圾堆，水源周围禁止排放人畜粪便及其他污染物；如需远距离运水时，要注意防止运水过程造成饮水的污染，送水工具在使用前必须彻底清洗消毒。注意个人卫生，饭前便后要洗手，生吃瓜果蔬菜要洗烫或削皮后再吃，不吃腐烂变质的食物，对垃圾粪便进行无害化处理，食具要按时煮沸消毒。

第三节　肺结核

肺结核俗称"肺痨"，是有结核杆菌侵入人体引起的一种慢性传染病，可在身体各个器官发病，但多发于肺部。现在农村部分地区发病率高。

一、肺结核的主要症状

（1）有不明显的症状如容易疲倦、精神萎靡、体重减轻和食欲不振。

（2）咳嗽、咳痰、咯血或痰中带血是肺结核的最主要症状。一般来说，咳嗽超过 2 周或痰中带血应当到结核病防治所进行检查。

（3）胸痛：位置不定的隐痛或钝痛，有时胸闷。

（4）午后潮热：长期低热，一般在 37.5~38 摄氏度之间，夜间爱出汗。

二、肺结核的传播途径

结核病是呼吸道传染病，结核杆菌会在肺结核病人咳嗽、打喷嚏、大声说话时从呼吸道喷出，飘浮在空气中，特别是有咳嗽症状的排菌肺结核病人，其传染性最大，是最主要的传染源。健康人吸入了飘浮在空气中的结核杆菌就有可能感染上结核病。

控制结核病传播最有效的措施是尽早发现病人并进行积极有效的治疗。通过药物杀死病菌，降低和消除传染性。此外，病人不要当面对他人咳嗽、打喷嚏、大声说话，必要时用手帕捂住口鼻，不要随地吐痰，居室门窗常开，保持室内通风和空气新鲜。

三、肺结核的检查诊断

肺结核病是国家列入归口管理的乙类传染病。如出现肺结核病可疑症状，应立即到当地结核病防治机构接受检查和治疗。

1.肺结核的检查诊断方法有

X 线胸透、X 线摄片、痰涂片显微镜检查等。

2.结核病的治疗

国家对肺结核病人采取免费治疗政策，对咳嗽、咳痰超过三周的可疑结核病人实行免费检查，对传染性肺结核病人免费提供由世界卫生组织制定的统一治疗方案所需的抗结核药品。

四、肺结核的治疗

肺结核的治疗原则是早期、联合、适量、规律、全程。通过正规治疗，90%的肺结核病人都可以治愈，经过治疗，两星期后传染性可基本消除。若在服药初期症状好转后治治停停，就容易复发或产生耐药性。常用药物有异烟肼、利福平、吡嗪酰胺、链霉素、乙胺丁醇等。

五、结核病的预防

结核病主要是通过吸入传染性肺结核病人的咳嗽、大声说话时喷出的飞沫而感染。一个未经治疗的传染性肺结核病人，一年可传染10~15个健康人。因此预防肺结核病应注意以下几个方面：

（1）应该养成良好的卫生习惯，不随地吐痰，居家要勤通风、勤洗手，一旦出现2周以上的咳嗽咳痰症状时，要及时就诊。及时发现结核病人和可疑症状者并及早治疗。

（2）肺结核病人的家属及密切接触者应接受相关的检查。

（3）初生婴儿就进行卡介苗预防接种。

（4）注意营养和休息，并适当运动。

第四节　流行性出血热

流行性出血热是由流行性出血热病毒引起的自然疫源性疾病，流行广，病情急，危害大。黑龙江地区属于流行性出血热的高发地区。

一、传染源

传染源为小型啮齿类动物，我们所在地区以鼠类为主，主要是野外的黑线姬鼠，家栖的褐家鼠、小家鼠等。

二、传播途径

主要传播为动物源性，病毒能通过宿主动物的血及唾液、尿、便排出，鼠向人的直接传播是人类感染的主要途径。

目前有以下途径可引起出血热传播：

1.呼吸道

含出血热病毒的鼠排泄物污染尘埃后形成的气溶胶颗粒经呼吸道感染。

2.消化道

进食含出血热病毒的鼠排泄物污染的食物、水，经口腔黏膜及胃肠黏膜感染。

3.接触传播

被鼠咬伤、鼠类排泄物、分泌物直接与破损的皮肤、黏膜接触。

4.母婴传播

孕妇患病后可经胎盘感染胎儿。

5.虫媒传播

老鼠体表寄生的螨虫叮咬人可引起本病的传播。

6.易感人群

本病男女老幼均可感染，尤以 20～50 岁青壮年发病居多，男性多于女性。

7.季节特点

全年均可发病，有明显的季节高峰，主要以秋冬季为主，每年的 10—12 月份为主要发病月份。

三、临床表现

临床症状主要有发烧、出血和肾脏损害三大特征。胃肠道可出现食欲不振、恶心、呕吐、腹痛、腹泻等中毒症状。典型临床症状"三红三痛征"："三红"：颜面、颈部及胸部皮肤充血潮红。"三痛"：头痛、腰痛、眼眶痛或全身疼痛无力。眼球结膜水肿，眼睑和面部浮肿。口内软腭、咽部及眼睛球结膜出血，腋下、胸背部皮下出血，形如搔抓样。典型的出血热临床表现有五期经过：发热期、低血压休克期、少尿期、多尿期和恢复期。严重者可并发尿毒症、肾功能衰竭、颅内出血、肺水肿、脑水肿等，可导致死亡。

四、预防措施

日常生活中要预防流行性出血热主要从以下几个方面着手：

（1）要注意生活和工作场所的防鼠灭鼠工作，及时清理环境，采取有效的措施进行灭鼠。

（2）要注意饮食卫生，被鼠类咬过或被其排泄物污染过的食物一定不要再食用。

（3）高危人群可以接种疫苗预防该病，误食鼠类污染的食物或被鼠类咬伤或抓伤，要及时清理伤口并及时接种出血热疫苗。

（4）一旦生病，要及时到正规医院就诊，要做到早发现、早治疗，只要及时、规范地进行治疗，绝大多数病例可以痊愈。

第五节　手足口病

手足口病是婴幼儿常见传染病，由肠道病毒引起，夏秋季多发，以 5 岁以下的婴幼儿多见。临床上以发热和手、足、口腔等部位出现斑丘疹、疱疹、溃疡等表现为主，个别患者可引起心肌炎、肺水肿、无菌性脑膜炎等致命性并发症。

一、临床表现

1.一般表现

起病急，发热，口腔黏膜出现散在疱疹。手、足和臀部出现斑丘疹、疱疹，疱疹周围有炎性红晕，疱疹内液体较少；可伴有咳嗽、流涕、食欲不振、恶心、呕吐、头痛等症状。该病预后良好，无后遗症。

2.重症表现

少数病例，尤其是小于 3 岁的患者。可出现脑炎、脑脊髓炎、脑膜炎、肺水肿、循环衰竭等，甚至危及生命。

二、手足口病的传播

人是肠道病毒的唯一宿主，患者和隐性感染者均为本病的传染源。肠道病毒主要经粪—口或呼吸道飞沫传播，亦可经接触病人皮肤、黏膜疱疹液而感染。发病前数天，感染者咽部与粪便就可检出病毒，通常以发病后一周内传染性最强。病人粪便、疱疹液和呼吸道分泌物，及其污染的手、毛巾、手绢、牙杯、玩具、食具、奶具、床上用品、内衣，以及医疗器具等均可造成本病传播。

三、治疗要点

1.一般治疗

注意隔离，避免交叉感染，适当休息，清淡饮食，做好口腔和皮肤护理。

2.对症治疗

发热、呕吐等给予中西医结合对症治疗。可用利巴韦林抗病毒治疗。无细菌感染不应使用抗生素。

3.重症病例注意事项

密切观察病情，尤其是患者病程在 4 天以内、3 岁以下的婴幼儿，观察指标为精神状态、心率、呼吸，如有无频繁呕吐、肢体抖动，或无力、软瘫、抽搐等。重症病例要住院隔离，积极对症治疗，密切监护，避免严重并发症的发生。

四、预防措施

（一）个人预防措施

（1）饭前便后、外出后要用肥皂或洗手液等给儿童洗手，不要让儿童喝生水、吃生冷食物，避免接触患病儿童。

（2）看护人接触儿童前，以及替幼童更换尿布、处理粪便后均要洗手，并妥善处理污物。

（3）婴幼儿使用的奶瓶、奶嘴，在使用前后应充分清洗。

（4）本病流行期间不宜带儿童到人群聚集、空气流通差的公共场所，注意保持家庭环境卫生，居室要经常通风，勤晒衣被。

（5）儿童出现相关症状要及时到医疗机构就诊。居家治疗的儿童，不要接触其他儿童，父母要及时对患儿的衣物进行晾晒或消毒，对患儿粪便及时进行消毒处理；轻症患儿不必住院，宜居家治疗、休息，以减少交叉感染。

（二）托幼机构及小学等集体单位的预防控制措施

（1）本病流行季节，教室和宿舍等场所要保持良好通风。

（2）每日对玩具、个人卫生用具、餐具等物品进行清洗消毒。

（3）进行清扫或消毒工作（尤其清扫厕所）时，工作人员应穿戴手套，清洗工作结束后应立即洗手。

（4）每日对门把手、表面进行擦拭消毒。

（5）加强宣传，教育指导儿童和学生养成正确洗手的习惯。

（6）严格执行因病缺勤登记制度和隔离治疗措施。每日进行晨检，发现可疑患儿时，要对患儿采取及时送诊、居家休息的隔离措施；对于确诊且症状明显的患儿，应让其居家隔离，直至热度、皮疹消退，水疱、溃疡结痂后方可返校，以免引起大范围感染，一般隔离时间应为两周。对密切接触者的观察期为 7 天。对患儿接触的一切物品要立即进行消毒处理。

（7）患儿增多时，要及时向卫生和教育部门报告。

第六节 乙 肝

乙病毒性肝炎是由乙型肝炎病毒（HBV）引起的一种世界性疾病。发展中国家发病率高，全世界无症状的乙肝病毒携带者超过 2.8 亿人，我国约占 1.3 亿人。患者多数无症状，其中 1/3 出现肝损害的临床表现。

目前我国有乙肝患者 3 000 万人。传染源为急慢性肝炎病人和携带者。乙型肝炎病毒主要经血和血制品、母婴传播及性接触传播。围产期传播是母婴传播的主要方式，多在分娩时接触 HBV 阳性母亲的血液。与 HBV 阳性者接触，特别是有多个性伴侣者，其感染 HBV 的危险性明显增高。日常工作或生活接触，如在同一办公室、握手、拥抱、同一餐厅用餐和共用厕所等无血液暴露的接触，不会传染 HBV。

一、临床表现

本病潜伏期为 6 周～6 个月，一般为 3 个月。从肝炎病毒入侵到临床出现最初症状以前，这段时期称为潜伏期。潜伏期随病原体的种类、数量、毒力、人体免疫状态而长短不一。

1.全身表现

患者常感身体乏力，容易疲劳，可伴轻度发热等。失眠、多梦等可能与此有关。

2.消化道表现

患肝炎后，肝功异常，胆汁分泌减少，常出现食欲不振、恶心、厌油、上腹部不适、腹胀等。

3.黄疸

病情较重时，肝功能受损，胆红素的摄取、结合、分泌、排泄等障碍，血液中胆红素浓度增高。胆红素从尿液排出，尿液颜色变黄，是黄疸的早期表现。血液中胆红素浓度继续增加，可引起眼睛、皮肤黄染。由于胆汁酸的排出障碍，血液中胆汁酸浓度增高，过多的胆汁酸沉积于皮肤，刺激末梢神经，可引起皮肤瘙痒。

4.肝区疼痛

慢性乙肝一般没有剧烈的疼痛。部分患者可有右上腹、右季肋部不适、隐痛、压痛或叩击痛。如果肝区疼痛剧烈，还要注意胆道疾病、肝癌、胃肠疾病的可能性，以免误诊。

5.肝脾肿大

由于炎症、充血、水肿、胆汁淤积，患者常有肝脏肿大。晚期大量肝细胞破坏，纤维组织收缩，肝脏可缩小。急性肝炎或慢性肝炎早期，脾脏无明显肿大，门静脉高压时，脾脏瘀血，可引起脾脏肿大。

6.肝外表现

慢性乙肝，尤其是肝硬化患者面色黝黑晦暗，称肝病面容。

手掌大小鱼际显著充血称肝掌。皮肤上一簇呈放射状扩张的形如蜘蛛的毛细血管团称蜘蛛痣，其他部位也可出现。

男性可出现勃起功能障碍，对称或不对称性的乳腺增生、肿痛和乳房发育，偶可误诊为乳腺癌；女性可出现月经失调、闭经等。这可能与肝功能减退，雌激素灭活减少，体内雌激素增多有关。

7.肝纤维化

慢性乙肝炎症长期不愈，反复发作，肝内纤维结缔组织增生，而其降解活性相对或绝对不足，大量细胞外基质沉积下来形成肝纤维化。如果肝纤维化同时伴肝小叶结构的破坏（肝再生结节），则称为肝硬化。临床上难以将两者截然分开，慢性肝病由肝纤维化到肝硬化是一个连续的发展过程。

二、并发症

慢性乙肝在全身各个系统均可发生并发症，常见的有：肝源性糖尿病、脂肪肝、肝硬化等。

三、治疗

1.治疗原则

慢性乙肝的治疗：三分药治，七分调理；需有战胜病魔的信心及意志，精神愉快，生活规律，合理饮食，避免营养过度而引起肥胖；除黄疸或转氨酶显著升高需要卧床休息外，应适量活动，动静结合。

2.用药原则

（1）用药不宜过多过杂。很多药物要经过肝脏解毒，用药过多过杂会增加肝脏负担，对肝病不利。

（2）根据慢性乙肝病人的具体情况，针对性用药。乙型肝炎病毒复制明显的病人，要用抗病毒药物；免疫功能紊乱的病人，用调整免疫功能的药物；有肝细胞损伤的病人，用保护肝细胞的药物；有肝脏微循环障碍的病人，用活跃微循环的药物。可根据辨证施治服用中药方剂，或选用 1～2 种中成药长期服用。

（3）用药过程中注意休息、营养。休息和营养是肝病患者的主要治疗手段。在保证休息、营养的基础上，才能使药物产生作用。

三、预防措施

（1）接种乙肝疫苗：接种乙肝疫苗的重点群体有两部分，一部分是新生儿，一部分是成年人。新生儿都实行计划免疫，新生儿一出生就应该接种乙肝疫苗。成人打疫苗前需要先进行化验，无感染者才可以接种乙肝疫苗。乙肝患者及乙肝病毒携带者因已经感染了乙肝病毒而没有必要打乙肝疫苗。

（2）肝功能（血清转氨酶）正常 3 个月以上者，可逐渐从事轻工作，然后逐渐增加工作量，直至恢复原工作。慢性乙肝患者机体免疫功能低下，极易被各种病毒、细菌等致病因子感染，这样会使本来已经静止或趋于痊愈的病情再度活动和恶化。患者在饮食起居、个人卫生等方面都应加倍小心，要适当锻炼，根据天气温度变化随时增减衣服，预防感冒和各种感染。

（3）慢性乙肝患者宜食含优质蛋白质高的食物，注意高纤维、高维生素食物和硒的补充，以及低脂肪、适当的高糖饮食。忌酒，少吃辛辣、油炸食品；忌过甜食；忌盲目进补，以免损害肝脏或增加肝脏负担。

（4）慢性乙肝患者可定期复查肝功能、乙肝两对半和 B 超。

第七节　狂犬病

狂犬病是狂犬病毒所致的急性传染病，人兽共患，多见于犬、狼、猫等肉食动物，人多因被病兽咬伤、抓伤、舔伤而感染，临床表现为特有的恐水怕风、咽肌痉挛、进行性瘫痪等。因恐水症状比较突出，故本病又名恐水症。如果人被携带狂犬病毒的动物咬伤后没有及时和正规的预防措施，一旦发病，必然死亡。它是目前病死率最高的急性传染病，一向被称为"不治之症"。

一、病因

主要是狂犬病毒通过动物传播给人的一种严重的急性传染病。传染源主要为病犬，其次为病猫及病狼等。其发病因素与咬伤部位、创伤程度、伤口处理情况及注射疫苗与否有关。

二、临床症状

典型的临床经过分为三期：

1.前驱期

发病多以低热、头痛、倦怠、恶心、恐惧不安等开始，继而对声、光、风等刺激敏感而有喉部发紧感觉。已愈合的伤口、伤口附近及其神经通路上有麻木、痒痛等异常感觉，四肢有蚁走感，本期持续约 2~4 日。

2.兴奋期

患者逐渐进入高度兴奋状态，突出表现为表情极度恐怖、恐水、怕风、发作性咽肌痉挛、呼吸困难等。交感神经功能亢进，出现大汗、心率增快、血压升高、唾液分泌增加等症状。患者的神志大多清醒，但部分病人可出现精神失常、谵妄等，本期约 1~3 日。

3.瘫痪期

患者渐趋安静，痉挛发作停止而出现各种瘫痪，尤以肢体弛缓性瘫痪为多见；可迅速因呼吸和循环衰竭而死亡。本期持续约 6~18 个小时。

三、感染途径

人感染狂犬病毒的途径有多种多样，主要有以下两种：

（1）被带毒动物咬伤、抓伤、舔伤黏膜，病毒通过伤口或黏膜感染。如眼结合膜被病兽唾液沾污，肛门黏膜被带毒动物触舔等，均可引起发病。

（2）宰杀带毒动物、剥带毒动物的皮、接触带毒动物污染的物品时，病毒通过破损的皮肤或黏膜感染。

四、预防措施

1.立即处理伤口

用 20%肥皂水或清水彻底冲洗伤口，至少半小时；冲洗后用浓碘酊涂擦。伤口不可缝合或包扎。正确处理伤口，可减少发病概率至 1/3~1/6。

2.尽快注射狂犬疫苗

因故未能及时注射狂犬病疫苗者，只要延误的时间不太长，都应该尽快补注射。众所周知，对被咬伤者来说，注射疫苗越早越好，这是因为狂犬病的潜伏期多在 20～90 天内，注射迟了，对潜伏期短的人就毫无作用，但对多数潜伏期长的人来说，仍有预防发病的作用。一般不应超过 15 天，倘若已超过较长时间，还是"宁补勿缺"更为安全。

3.注射抗狂犬病免疫球蛋白

身上多处咬伤、伤口较深、伤在头面部及被野生动物咬伤，在注射疫苗的同时应加注抗狂犬免疫球蛋白。

4.注射疫苗期间应注意休息

避免过度劳累，忌用免疫抑制药物，忌烟酒，忌食辛、辣等刺激性食物。狂犬疫苗有效保护时间，一般为半年到一年。此后如再度致伤应重新注射疫苗。

家庭常用护理

知识篇

第一章 家庭常用护理知识

第一节 体温测量技术

常以口腔、直肠、腋下等处的温度来代表体温，在这三种方法中，直肠温度最接近人体深部的温度，而日常工作中采用腋下测量温度更为方便。成人腋下温度正常范围：36.0～37.0摄氏度，婴幼儿的体温可比成人的高0.5摄氏度左右。

一、测量方法

（1）测体温前，应先观察水银柱的指示刻度，水银柱应在35摄氏度以下。

（2）测温时，应把体温表的水银端放在腋窝处夹紧，10分钟后取出。

二、注意事项

（1）出汗多时要先擦去腋窝部的汗水。

（2）洗澡后，须隔20分钟才能测温。

（3）应紧贴皮肤，皮肤与体温计之间不能夹有内衣或被单。

（4）腋窝周围不应有影响温度的冷热物体，如热水、冰袋、开启着的电热毯等。

第二节 血压测量技术

一、正常血压

以肱动脉血压为标准，正常成人安静状态下的血压范围为收缩压 90 ~ 139mmHg，舒张压 60 ~ 89mmHg。

二、测量方法

1.选择体位

病人取坐位或仰卧位，被测肢体应和心脏处于同一水平。卷袖露臂，手掌向上，肘部伸直，必要时脱袖以免袖口过紧，影响血压准确性。放妥血压计，开启水银槽。

2.缠绕带

驱尽袖带内空气，将袖带橡胶管向下正对肘窝平整地缠于上臂中部，使袖带下缘距肘窝 2 ~ 3cm，松紧以能放入一指为宜。

3.加压注气

先触摸肱动脉搏动，再将听诊器胸件置于肱动脉搏动最明显处，关闭气门，均匀充气到肱动脉搏动音消失再升高 20 ~ 30 mmHg。充气不可过快过猛，以免水银溢出。

4.缓慢放气

缓慢放气，注意肱动脉搏动声音和水银柱刻度变化，视线应与汞柱所指刻度保持同一高度。

5.判断测量

当听到第一声搏动音时水银柱所指刻度为收缩压；当搏动声突然减弱或消失，此时水银柱所指刻度为舒张压。

6.整理归位

测量后排尽袖带内余气，整理袖带放入盒内，将血压计盒盖右倾 45°，使水银全部回流槽内，关闭水银槽开关，平稳放置。

第三节　冷敷、热敷技术操作

一、热敷技术

热敷可使局部血管扩张，促进组织血液循环，加速渗出物的吸收，有消炎、止痛、消肿的作用。

热敷可分为干性热敷和湿性热敷两种。操作方法如下：

1.干热疗法

（1）热水袋：保暖、解痉和镇痛。

（2）首先调节水温：正常成人以 60～70 摄氏度为宜，老人、小儿、昏迷、麻醉未清醒、局部循环不良等病人，因皮肤感觉迟钝或麻痹容易烫伤，水温应在 50 摄氏度以内。灌水至热水袋的 1/2～1/3，逐渐放平，排尽袋内空气，旋紧塞子，擦干后倒提热水袋，轻轻抖动检查无漏水后装入布套内，置于所需部位，不可直接接触皮肤。要密切观察皮肤变化：如皮肤潮红，应立即停止使用，局部涂凡士林。为保暖，水温降低后应及时更换热水。

2.湿热疗法

（1）湿热敷：消炎、消肿、减轻疼痛、促进局部血液循环。可用于急性感染部位。

（2）控制水温在 50～60 摄氏度，然后在受敷部位涂凡士林，盖单层纱布，以保护皮肤，防止烫伤。拧干敷布，以不滴水为度。以手腕掌侧试温，温度以病人能耐受为原则，将敷布敷于局部。热敷时间为 15～20 分钟。每 3～5 分钟更换一次敷布。同时，观察局部皮肤颜色，防止烫伤。

二、热疗法的禁忌

（1）未明确诊断的急腹症，避免掩盖病情。

（2）面部危险三角区的感染。

（3）各种脏器出血时。

（4）软组织损伤、扭伤早期（24～48 小时内。）

（5）其他（恶性肿瘤，金属移植物，急性炎症反应，皮肤疾病，孕妇腹部，感觉障碍）。

三、冷敷技术

冷敷可以降低体温、减轻疼痛、减轻局部充血或出血、控制炎症的扩散等作用。

（一）局部冷敷

冰袋冷敷法：将冰袋内装入小冰块约 2/3 满。排气后扎紧，倒提检查无漏水后装入布套内，置于所需部位。高热降温置于前额、头顶部、体表大血管处如腋下、腹股沟；扁桃体摘除术后可置于颈前颌下以预防出血。要密切观察局部血液循环，如皮肤苍白、青紫或麻木感，立即停止用冷。高热降温者，冰袋使用后 30 分钟测体温并记录，降至 39 摄氏度以下可取下冰袋。

（二）全身用冷

1.乙醇擦浴

主要通过蒸发散热，用于高热病人降温。

常用 27～37 摄氏度，30%～50%的乙醇 100～200ml。在擦浴前应先关闭门窗，遮挡住病人，置冰袋于病人头部，以减轻头部充血引起的头痛，并有助于降温；置热水袋于病人足底，以避免其出现寒战和不适，并可减轻头部充血。要以拍拭方式进行，不用摩擦方式，因摩擦易生热。 在腋窝、肘窝、手心、腹股沟、腘窝等处，应适当延长拍拭时间，以促进散热。随时观察病人情况，若出现寒战、面色苍白，应立即停止，并及时联系医生。擦浴后 30 分钟测量体温并记录，降至 39 摄氏度以下可取下头部冰袋。

2.温水擦浴

多用于老年体弱者及婴幼儿高热不退时，一般用 33 摄氏度左右的温水擦浴，主要通过传导散热，操作方法同乙醇擦浴。

三、冷疗法禁忌证

（1）血液循环明显不良。

（2）组织损伤，破裂、有开放性伤口。

（3）对冷过敏。

（4）慢性炎症、深部化脓病灶。

（5）禁止用冷的部位：①枕后、耳郭、阴囊等处：防止冻伤。②心前区：防止引起反射性心率减慢。③腹部：防止腹泻、腹痛。④足底：防止引起反射性末梢血管收缩而影响散热，或引起一过性冠状动脉收缩。

第四节　心肺复苏术

心肺复苏基本生命支持术，又称为现场急救，是心肺复苏术的初始急救技术，是指专业或非专业人员进行现场徒手抢救，包括C——胸外心脏按压、A——开放气道、B——人工呼吸三个步骤。

实施前，救护者应迅速判定是否心脏停搏，并通过一听，二看，三感觉（即听病人有无呼吸声，看胸廓有无起伏，感觉有无气流）判定有无自主呼吸。一般在3~5秒内完成（不超过10秒）。一旦确定，即将病人的头、颈、躯干作为一个整体翻转成仰卧位，双臂置于躯干两侧。如病人在软床上，应在其身下垫硬木板，或在平地进行复苏。

一、心脏复苏步骤

C——胸外心脏按压：抢救者站在或跪在病人的右侧。松解衣领、腰带，暴露操作部位。

1.按压部位

胸骨上2/3与下1/3交界处，或两乳头连线中点，儿童在胸骨中下1/2的位置。开始胸外心脏按压。

2.按压方法

术者以左手掌根部置于按压部位，右手掌交叉重叠于此掌背上，或将右手的手指交错插入左手手指间，使两手手指交叉抬起脱离胸壁，两肘伸直，用肩臂部力量垂直向下，使胸骨下压，然后放松，掌根不离开胸壁。

3.按压频率

成人至少 100 次/分。

4.按压深度

成人至少 5cm（8 岁以下的儿童为 2.5 ~ 4cm）。

5.按压和放松的时间比

按压和放松的时间比为 1：1。

A——开放气道：清除口鼻分泌物、呕吐物、异物、义齿等。

B——人工呼吸：首选口对口人工呼吸：常采用仰面抬颏法，抢救者一手置于病人前额，手掌用力向后压，使其头部后仰，另一手置于病人的下颌骨下方，将颏部向前抬起，用保持病人头后仰的手，拇指、示指捏住病人的鼻孔，用纱布（或手帕）覆盖病人口唇，深吸一口气，双唇包住病人的口唇（不留空隙）用力吹气，见胸廓抬起即可，吹气毕，松开口鼻。口对鼻人工呼吸：用于婴幼儿、口腔严重损伤或牙关紧闭者。

二、注意事项

胸外心脏按压与人工呼吸比例：成人为 30：2。

每连续操作五个循环，迅速观察判断一次，直至复苏为止。

第二章　婴幼儿护理知识

第一节　婴幼儿的日常饮食

婴幼儿时期的科学喂养和教育在人的成长历程中是至关重要的。科学、合理地喂养婴幼儿，是保证婴幼儿身体健康的重要组成部分，也是一个人成长过程中是否具有健康的身体和智慧的关键。

婴幼儿喂养可分为 3 类：第一类是母乳喂养，第二类是人工喂养，第三类是混合喂养。混合喂养是由于母乳供给不足而适当配以牛乳、羊乳等人工喂养，以补足幼儿的营养所需的喂养方法。本章讲述人工喂养婴幼儿的方法。

一、基础知识

（一）鲜奶的加工

市售的新鲜牛奶在配奶前要先用微火煮沸 30 分钟左右。配制时每 100 毫升牛奶中应加 5 克糖。

（二）喂奶的次数

新生儿在出生后即可喂奶，每隔 3 个小时喂 1 次，夜间为了保证母婴充足的睡眠可停喂 1 次，每天共需要喂奶 7 次；新生儿开始可先喂 15 毫升牛奶加 15 毫升水，以后每次喂奶多加 5 毫升奶，直至 30 毫升。注意观察小儿食欲及大便情况，逐渐增加，不可一次加奶太多，如发现大便中有未消化的奶块，应适当减少奶量，此方法喂至婴儿 1 个月左右就改味纯牛奶。

（三）保证营养的需要

人工喂养首先要根据婴幼儿消化和吸收能力及奶的纯度灵活掌握。如果婴儿的消化能力强，牛奶较稀，一般满月便可食纯牛奶。但要充分地考虑到婴儿的消化能力。从 3 个月开始，逐渐增加多种营养素的喂食。6~ 7 个月逐渐减少牛奶次数而增加喂食主食次数及量，为断乳做好准备。到 10 个月后，减至每天早、中、晚吃奶各 1 次。1 岁后每天早、晚吃奶各 1 次，每次吃奶250 毫升。

二、调配奶粉

（一）调配奶粉程序

1.做好准备工作

包括洗净双手、选择奶粉及调配用具。调配奶粉的用具一般有奶瓶、取奶粉勺、调配用杯、凉白开水、开水等。

2.严格按要求进行

由于不同年龄段的婴幼儿所需奶量不同，不同品牌奶粉调配方法不同，一般奶粉包装袋或包装盒上都有关于如何调配奶粉的详细说明，应仔细阅读。要严格按照奶粉用量说明进行。

（二）注意事项

（1）卫生。手要洗净，奶具与调配用具应消毒。

（2）适温。水温要适宜，不凉也不烫。

（3）适量。奶粉用量要合适，即奶粉与水的比例要符合要求，不能过浓也不能过稀。

（4）均匀。冲调后要将奶搅拌均匀，不能有奶粉块，否则孩子喝起来会费力，弄不好还会被呛着。

三、哺喂方法

（1）哺喂前先给婴儿换尿布、洗手。

（2）用乳瓶喂哺时，要选择开孔合适的胶皮乳头（即 1~3 个月婴儿应是在乳瓶倒置时，乳汁能一滴一滴地流出，两滴之间稍有间隔；4~6 个月时乳液能连续滴出；6 个月以上乳汁应呈线状流出）。

（3）测试乳汁温度，将奶瓶中的奶水向自己手腕内侧的皮肤上滴几滴，感觉不凉且热而不烫才能喂，禁止用嘴品尝以免污染奶嘴。

（4）应取舒适姿势，将婴儿抱起置于膝上，使之呈半卧位姿势；持乳瓶为斜位，使乳汁充满乳头进行哺喂。

（5）每次喂哺时间约持续 10~15 分钟。

（6）拍嗝，喂乳结束后，为防止溢乳，应将婴儿竖起直抱，头靠喂哺者肩上，用手掌轻拍背部，让其打 2~3 个嗝，以助其将咽下的空气排出，然后将婴儿置于右侧卧位，以防溢乳造成窒息或中耳炎。

四、婴幼儿奶具的消毒

（一）清洗

要将喂奶用的奶瓶、奶嘴、奶瓶盖、奶瓶用的毛刷、刀子、夹奶嘴用的金属镊子等清洗干净。特别要注意将奶瓶底和奶嘴里的奶渍、奶块刷干净。

（二）煮沸消毒

将奶具都浸入消毒器或大锅的水中，待水烧开后至少再煮沸 10 分钟，但是由于奶嘴不耐久煮，待水开后放入，煮 5 分钟左右即可。

（三）卫生放置

奶具消毒冷却后，先取出镊子，把奶嘴夹出，放在专用的碗内，再取出奶瓶倒置着晾干。注意消毒过的用具要保存在卫生、干燥、不会被污染的地方。

五、辅助食品的添加

随着婴儿的成长，无论是母乳喂养、混合喂养还是人工喂养，均应按顺序逐步添加各种辅助食品，以保证小儿生长发育的需要。

（一）添加辅助食品的目的

1.补充乳类营养素的不足

如出生 2~4 周后的小儿，应添加鱼肝油滴剂，以防止维生素 D 缺乏性佝偻病；出生 4 个月后的小儿，应添加富含铁质的食品，以防止缺铁性贫血。

2.为断乳做准备

婴儿生长发育迅速，消化吸收功能渐趋成熟，乳牙萌出，具有咀嚼能力，所以使小儿慢慢从流质逐渐到半流质和固体食物，从吸吮乳头、乳瓶喂哺到习惯用匙、杯、碗进食，为断乳做准备。

（二）添加辅助食品的原则

添加辅助食品应遵循由小量到适量，由稀到稠，由淡到浓，由一种到多种循序渐进的原则，根据婴儿的消化情况而定。每次只添加一种辅助食品，从少量开始，逐渐增量，3~4 日或 1 周后，待小儿适应了再添加另一种。如蛋黄可以从 1/4 渐增至 1 个；蔬菜可以从菜汤到菜泥、碎菜；每添加一种新辅助食品，都应在婴儿健康时进行，如果发现大便异常而不能用其他原因解释时，应暂时停食新加的辅食，待大便恢复正常后再加新的辅食。

（三）添加辅助食品的顺序

月龄	添加的辅助食品
1~3 个月	不需要添加任何食品（鱼肝油制剂除外）
4~6 个月	蛋黄、米粉、饼干、菜（果）泥、植物油、动物肝脏
7~9 个月	鱼、豆腐、碎菜
10~12 个月	瘦猪肉或牛肉、蛋黄、绿色的青菜、豆腐、馒头、包子、面条等。

五、辅食添加的注意事项

（1）水果、蔬菜不宜互相替代。

（2）少吃肥肉和荤油。

（3）膳食宜清淡少盐，不宜太油腻，不要吃动物性食品和油炸烟熏食品。

（4）应使婴幼儿的进食量与活动保持平衡。

（5）辅食添加的种类、分量、方法、时间等要视婴幼儿的需要和辅食的特点等情况而定。

第二节　婴幼儿清洗

一、日常盥洗和洗澡

1.洗脸

用左手掌托住孩子的头和颈，用左手臂支撑婴幼儿的背部。使婴幼儿脸向上，将其双腿塞在成人的腋窝下，成人用右手拿小毛巾为其洗脸。一般按以下程序进行：先洗净鼻子，再洗手，然后依次洗净眼睛（以内眼角到外眼角）、嘴巴、耳朵（耳郭和耳道周围），最后再一起将脸洗干净。

2.洗头

用拇指和中指捏住婴幼儿的双耳（使其反折，堵住耳孔）保证水进不去。用温和无刺激性的婴儿洗发液为其洗头，洗净后稍擦干再洗身体。

新生儿头皮上常会有乳痂，这种乳痂是可以洗去的。常用方法是每次给婴儿洗澡时都坚持给其洗头，人工喂养的也可通过改变其饮食的种类，以减少头皮上的分泌物，减少乳痂形成。如果已存在乳痂了，最好用消毒棉球蘸经消毒的植物油轻轻地涂在婴儿的头皮上，然后用婴儿香皂或婴儿洗发液洗头，注意洗头时动作要轻，不能用手拍；每天洗 1 次，直至乳痂完全消除。

3.洗手

先用清水浸湿婴幼儿双手，再擦肥皂，将手指（缝）、指甲缝、手心、手背反复搓洗，然后再用清水冲洗干净。

4.洗脚

要先把脚在水里泡一会儿，再洗净脚心、脚背，特别是脚趾缝。

5.洗臀部

每天都应给婴幼儿清洗臀部，给女婴洗臀部时要从前往后洗，即先洗清小便部位，再洗大便部位，洗完后一定要擦干再穿裤子。

6.洗澡

一般 6 个月内的婴幼儿应该每天洗澡，6 个月以后隔天洗一次。方法是：脱下婴幼儿的衣裤，左前臂托住婴幼儿的双肩，左手搂住婴幼儿的肩和腋窝；用右臂搂住婴幼儿的双腿，右手抓住婴幼儿一侧的臀部。轻轻地将婴幼儿放在水中（头部和双肩露出水面）。先洗前身、后身、再洗下身。洗后身时要让婴幼儿俯卧在成人的右前臂上，右手抓住婴幼儿的肩部，用左手给婴幼儿洗背部和臀部。洗完澡，迅速将婴幼儿放在浴巾上，用浴巾轻拍其全身直至将水吸干。不要用力抹擦，以免伤着婴幼儿娇嫩的皮肤。在皮肤的皱褶处可适当抹些爽身粉，以保持局部皮肤干燥。

二、注意事项

1.准备工作要充分

衣物与用具要一次备齐；室温 25 摄氏度以上，水温 38 摄氏度左右；准备清洗用水时要先放冷水再放热水。

2.洗净重要部位

婴幼儿的耳后、脖根、腋窝、大腿根、外阴等部位一定要清洗干净。

3.确保安全清洗

（1）1 岁以内婴幼儿在水里时，成人的手一定要随时都轻轻地抓着他的大腿，以防孩子滑落水中。

（2）婴幼儿在水里时，成人一刻也不能离开。

（3）清洗过程中要防止水和肥皂液（洗浴液）进入其耳、鼻、眼等处。

第三节　婴幼儿抚触

每天给宝宝进行系统地抚触，不仅有利于婴儿生长发育、增强免疫力、促进食物消化与吸收、减少婴儿哭闹、增加睡眠，还能增进父母与宝宝的亲情交流。

婴儿抚触是通过抚触者的双手对被抚触者的皮肤进行有次序的、有手法技巧的科学抚摩，让大量温和良好的刺激通过皮肤传到中枢神经系统，以产生积极的生理效应。

一、抚触的十大好处

（1）增强抗病能力。

（2）增加体重。

（3）安抚情绪。

（4）放松肌肉。

（5）促进睡眠。

（6）增进亲子感情。

（7）便于观察宝宝的身体状况。

（8）让宝宝熟悉自己的身体部位。

（9）增进食欲、缓解气胀。

（10）增强四肢灵活性。

二、抚触的准备

（1）保持房间温度在 25 摄氏度左右，每次做抚触的时间以 30 分钟以内为宜。

（2）妈妈、宝宝都应采用舒适的体位，居室里应安静、清洁，可以放一些轻柔的音乐做背景，有助于妈妈、宝宝彼此放松。

（3）不宜在宝宝太饱或太饿的时候进行。

（4）为宝宝预备好毛巾，纸尿裤（尿布）及更换的衣服。

（5）在做抚触前，妈妈应先温暖双手，倒一些婴儿润肤油于掌心，勿将油直接倒在宝宝的皮肤上。

（6）妈妈的双手涂上足够的润肤油，轻轻地在宝宝的肌肤上滑动，开始时，轻轻地按摩，然后逐渐增加压力，以使宝宝慢慢适应按摩。

三、抚触方法

1.准备

温暖、润滑双手。

2.面部

（1）从眉心上沿处用双手指腹沿眉弓向外推至太阳穴，依次向上至发际。（缓解面部表情）

（2）双手指指腹自唇下正中划至耳前。双手指指腹自下颌正中向外上滑动至耳根，划出微笑状。（缓解宝宝出牙时的不适）

（3）先用左手轻托宝宝的头，保持固定状态，然后右手从宝宝的前额正中发迹向后轻轻至第七颈椎处（避开囟门）；从前额右鬓角处向后轻轻按摩至后发际，沿右耳郭轻轻按摩；对侧同法。（促进大脑发育，提高智力）

3.胸部

双手放在宝宝肋骨下缘两侧，右手上提，用手指向上滑向宝宝对侧肩，并避开宝宝的乳头，复原。左手以同样手法做对侧的抚触。（增加心肺功能）

4.腹部

双手手指交替沿结肠方向，自宝宝的右下腹至上腹部至左下腹做顺时针滑动。（促进食物的消化吸收）

5.上肢

先用一只手托住宝宝的小手，然后用另一只手（虎口向下）自其肩部向手腕处轻轻挤捏，两手交替。再由上臂轻轻至手腕，两手交替。同法抚触对侧上肢。（促进骨骼的发育，手指的灵活度，触觉的敏感性）

6.手部

（1）手掌：用双手拇指指腹交替自宝宝的手掌根部向上抚摸至指根部。

（2）手背：将其拇指放于掌心，双手指自手背由下向上抚触。

（3）手指：用拇指、食指和中指自宝宝每个手指根部轻轻抚触至指尖。

7.下肢

一只手托住宝宝的小脚，另一只手从宝宝的髋部至踝部轻轻挤捏，两手交替，再由髋部至踝部，两手交替。以同样手法抚触其对侧下肢。（促进骨骼的发育，增加触觉的敏感性）

8.脚部

（1）脚心：双手拇指指腹自宝宝的脚跟部交替轻轻抚触至宝宝的脚趾根部。

（2）脚背：四指自宝宝的脚背由下向上交替抚触。

（3）脚趾：用拇指、食指和中指轻轻揉捏宝宝的每个脚趾。

9.翻身

双手抱紧婴儿双腋下，缓慢将婴儿转动成俯卧位，放下时，先使其脚着桌子，之后是胸着桌子，最后是头，并使其头偏向一侧。

10.背部

双手指并拢，放在宝宝肩部，以脊椎为中线，双手向下划平行至宝宝的骶骨。用手掌的大鱼际轻柔宝宝的小屁股。（放松背部的肌肉）

11.结束

抚触结束后把宝宝平放至仰卧位。

12.整理

穿衣、整理物品。

第四节　民间育儿习俗勘误

1.新生儿不能见光

新生儿不能被强烈的光线照射，强烈的光线会伤害孩子眼睛，但这并不等于说新生儿不能见光，如果房间过暗，没有光线，对新生儿视觉发育是不利的。所以，笼统地说新生儿不能见光，是错误的。

2.擦马牙

民间有给新生儿"擦马牙"的习俗，这是不对的。"马牙"不需特殊处理，会自行消失，切不可蹭掉，蹭掉是很危险的，因为新生儿口腔黏膜非常娇嫩，即使轻轻摩擦，也会使黏膜受损，引起细菌感染，严重者可引起新生儿败血症。

3.挤乳头

习俗认为，给女婴挤乳头，会避免成人后乳凹陷，这也是错误的。挤乳头会导致新生儿乳头发炎。

4.怕声响，易惊吓

新生儿神经髓鞘尚未发育完善，对外界的刺激表现为泛化反应，看起来像被惊吓了，其实不是。新手爸爸妈妈不要总是蹑手蹑脚地，这样反倒不利于新生儿神经系统发育的进一步完善。

5.怕冷不怕热

民间育儿习俗认为，新生儿怕冷不怕热，这是没有科学根据的。新生儿体温调节中枢还不健全，汗腺不发达，肌肉也不发达，不但怕冷，也同样怕热。所以要注意室内温度，即不能过冷，也不能过热。

6.蜡烛包睡得稳

把新生儿像蜡烛一样包起来，认为这样能使其睡得稳，这是民间育儿得普遍做法。其实，无论是否使用蜡烛包，新生儿对外界的反应都是泛化的，只是把新生儿包裹在襁褓中，我们看得见而已。

蜡烛包会影响新生儿运动功能的正常发育，有研究证实，使用蜡烛包的新生儿，发育的各项指标，普遍低于未使用蜡烛包的新生儿。

7.睡脑袋

民间育儿的另一个习惯做法是，让新生儿睡硬枕头，认为这样能睡出好头形。这同样是没有科学依据的。

新生儿头部相对较大，不用睡枕头。为了固定新生儿头位，也可以睡马鞍形的枕头，应选软硬适中的马鞍形枕头。

8.压沙袋

新生儿睡眠时，在被子周围压上沙袋，以防新生儿滚动或受惊吓。这种做法极大地禁锢了新生儿的各项发展潜能，应立即停止。

9.过"小满月"

民间习惯把新生儿出生后的第 12 天当作"小满月"来庆贺，这是不好的习俗。新生儿出生刚 12 天，对外界环境还很不适应，抵抗细菌、病毒侵入的能力还非常弱，而新手爸爸妈妈这时也很疲劳，过小满月时，要接受亲戚朋友的探视和祝贺，对母婴健康均没有好处，这种育儿习俗，真的不应该再沿袭下去了。

10.新生儿怕黑，晚上睡觉不能闭灯

要帮助新生儿辨别白天和黑夜，这对培养良好的睡眠习惯是很有意义的。不能使室内保持同样明亮，也不能不分白天黑夜，室内光线都很暗淡，这样对新生儿视力发育不利。白天不要挂遮光窗帘，晚上要闭大灯睡觉。为观察新生儿是否有吐奶及其他异常情况，应把地灯或床头灯打开，光线亮度以能看到新生儿面部为准，不要过强。

11.不吃不喝不睁眼很正常

有一种错误的习惯性认识，认为新生儿刚出生，不吃、不喝、不睁眼是很正常的，或者认为新生儿开始喝点糖水就行了。现代新生儿护理医学已经明确指出，新生儿出生后就具备了吃奶的能力，越早喂哺越好，对其大脑发育越有利，还能降低生理性黄疸的发生概率。

第五节 婴幼儿异常情况和常见病的护理

一、婴幼儿异常情况的观察

1.婴幼儿哭声的观察

婴幼儿喜欢啼哭是人们的共识，当孩子饿了、便溺了、产生的愿望得不到满足时，孩子便会以哭来表示抗议。若孩子有时哭声不停，给人以尖叫感，且给他吃奶、喝水、吃糖、哄逗后仍哭声不止，情绪一反往常，则说明孩子体内已发生异常或不适。我们应该密切观察，必要时应立即就医。

2.饮食习惯与兴趣的观察

当发现孩子突然改变了原有的饮食习惯或饮食兴趣，并伴有哭闹，给他吃奶也予以拒绝，过一会儿再给他吃仍然拒绝或吃得很少，给他平时很爱吃的东西还是拒绝，这可能是孩子已患病但尚未表现出明显的症状。应密切观察，一旦发现其他异常应立即就医。

3.睡眠的观察

婴幼儿时期其睡眠时间远比成人要多，且睡着时较熟，孩子年龄愈小睡眠时间愈长；初生婴儿每天需睡 14～20 小时，12 个月～2 岁的孩子每天约需睡 13 小时；3～6 岁的孩子一般每天需睡 12 小时。如果我们发现孩子每天的睡眠时间减少，夜间睡得不安静，经常翻身且容易惊醒，若无特殊原因，我们就应该密切观察，看是否有潜在的疾病存在或缺乏钙质，必要时应就医。

4.便溺的观察

平时婴幼儿小便较多，颜色淡黄且清晰。若孩子出现小便次数及便量减少，且颜色发黄、混浊，说明孩子可能已在发热。一般情况下，婴幼儿每天大便 3 次左右，如果孩子出现大便次数减少，或大便次数明显增多，且有黏液相混合，则说明孩子可能已经生病，应立即请医生诊治。

5.精神状况的观察

健康的婴幼儿具有好动的习惯，且精神饱满，当他吃饱时便会手舞足蹈，表情欣快，会学着与你说话。若孩子一旦表情淡漠、不喜言笑、不爱睁眼睛、吃饱后逗他也无反应等精神不振的表现，我们便要提高警惕，且要密切观察，若发现异常，应立即就医。

6.呼吸的观察

一般情况下，孩子的呼吸都是较均匀而平静的。如果孩子出现呼吸急促、呼吸沉重或困难，甚至面色青紫、手脚冰凉，可能是孩子患了呼吸系统、心血管系统疾病，应立即就医。

二、婴幼儿常见病的护理

1.腹泻

（1）调整饮食，减少奶量。轻度腹泻可暂不禁食，可只喂米汤或稀饭，婴儿喂稀牛奶；重度腹泻要暂时禁食。

（2）补液护理。轻、中度腹泻可用口服补液盐，根据年龄的不同，给予500～1 000毫升，在4～6小时内喂完；重度腹泻、呕吐频繁者应到医院静脉补液。

（3）严密观察病情。有无尿少、尿多、腹胀、精神不振、四肢凉、口唇樱红、嗜睡、皮肤弹性差等症状；观察大小便的次数、量、气味、颜色，异常时要留标本做检查或去医院就诊。

（4）保持会阴部及肛周皮肤干燥、清洁，便后洗净臀部，涂少量植物油于肛周。

（5）恢复期逐渐增加食物量。

2.便秘

（1）改善饮食结构。增加谷类、水果、蔬菜和粗粮的摄入，平时还可多喝果汁。牛奶中添加些糖。营养不良的幼儿要设法提高其食欲，增加营养，增强其腹肌力量，使其排便有力。

（2）训练定时排便的习惯。3个月以上的婴儿可以开始训练，幼儿可在每日清晨和进食后定时坐便盆。

（3）及时治疗肛门、结肠的疾病。

（4）急性期便秘可用甘油栓、开塞露塞肛门导泻。

（5）幼儿的消化功能不完善，一般不用泻药。

3.感冒

（1）保持室内空气新鲜，衣被厚度适宜。

（2）让病儿卧床休息，减少体力消耗，体温正常后可适当活动，要多饮开水。

（3）给高维生素、易消化、清淡的流食或半流食，不宜吃油腻食物。

（4）体温升高的护理：定时测体温、脉搏、呼吸。体温超过38.5摄氏度时给予物理降温，如温水擦浴、20%～30%酒精擦浴、冷敷等。预防幼儿高热惊厥，可用镇静剂，还应减少刺激。

（5）注意观察幼儿的精神状态，有无烦躁、呕吐，每天发热的特点。如出现新的症状，而且症状加重，出现嗜睡、烦躁、抽搐时，要及时到医院就诊。

（6）加强生活护理，保持皮肤清洁，用淡盐水漱口，及时清除鼻痂及分泌物，以免影响呼吸和进食。

第三章　孕、产妇护理知识

第一节　孕妇的日常护理

医学上将胚胎和胎儿在母体内发育成长的过程称为妊娠。以末次月经的第一天起计算预产期，其整个孕期共为 280 天，10 个妊娠月（每个妊娠月为 28 天）。根据末次月经计算预产期：最后一次来月经日，月数上加 9 或减 3，日数加 7。如果用农历计算，月的计算方法相同，日数上改为加 15 ，妊娠期妇女称为孕妇。

一、孕妇心理

1.兴奋

当自己被医生证实已经怀孕的那一刻，初为人母的女性，自然会欣喜若狂。随着怀孕期间的各种生理变化，家庭生活也将发生一定的变化，在生活上必须做许多调整，来渡过这段怀孕的过程。

2.恐惧

许多人对于怀孕与分娩的经过缺乏了解。某些传闻更是夸大其词地形容分娩是如何的痛苦，使得许多产妇对分娩感到恐惧。当然，分娩时产道被撑开而让婴儿通过，所以痛是不可避免的，但这种痛又是因人而异的。

二、妊娠基础知识

妊娠分为早、中、晚 3 个阶段。早期妊娠为妊娠 12 周末以前，中期妊娠为第 13 周~第 27 周末，晚期妊娠为第 28 周及以后。为了保护母亲和胎儿的健康，使妊娠、分娩及产褥期顺利通过，必须对孕妇进行妊娠期自我护理知识的指导。

1.症状表现

（1）停经：凡已婚育龄妇女，平时月经正常，突然超过月经期 10 日以上，应考虑到妊娠的可能。

（2）早孕反应：约半数妇女停经 6 周左右，出现不同程度的恶心、厌油腻、食欲不振、呕吐、头晕、乏力等症状，自第 12~14 周后症状便会自动消失。

（3）尿频：早期妊娠，若增大的子宫呈前位，可在盆腔内压迫膀胱而出现尿频。

（4）乳房变化：妊娠 8 周后，乳腺腺泡增生，乳房增大且有胀痛，乳头感到疼痛并着色。

（5）胎动：一般妊娠 18 周后，孕妇可自感胎动，妊娠月份越大，胎动越明显。

（6）基础体温：停经后体温升高持续 18 天以上不下降者，早孕的可能性大；如体温升高持续超过 3 周，则早孕的可能性更大。

（7）生殖器官变化：阴道壁及子宫颈充血、变软、呈紫蓝色，宫体增大；妊娠达 6 周时，子宫呈球形；12 周后子宫底超出盆腔，耻骨联合上可扪及子宫底。

（8）胎体：妊娠 20 周后，可在腹壁扪到子宫内的胎头和胎儿肢体。

2.孕期常规检查项目及时间

怀孕 3 个月以内：检查一次，确认怀孕。

怀孕 3~7 个月：每月检查一次。

怀孕 7 个月以上：每周检查一次直到生产。

第 13 周前：B 超检查、血常规、血型、尿常规、肾功、血糖、梅毒、艾滋病、丙肝、白带常规、心电图、微量元素、优生四项（意义：排除异位妊娠、心脏病、阴道炎、尿道炎、先天梅毒儿）。

第 14 周~20 周：产检、产前筛查（意义：唐氏综合征筛查、神经管缺陷筛查）。

第 20 周~24 周：产检、彩超、血常规、微量元素、ABO 溶血。

第 24 周~28 周：产检、妊娠期糖尿病筛查、妊高征检测（意义：排除糖尿病，了解孕妇有无妊娠高血压倾向）。

第 28 周~30 周：产检、血常规、尿常规，四维彩超、胎心监护（意义：排除胎儿畸形、胎儿缺氧、了解孕妇有无贫血）。

第 30 周~32 周：产检、尿常规、胎心监护、微量元素。

第 32 周~34 周：产检、血常规、尿常规、胎心监护、彩超。

第 34 周~36 周：产检、血常规、心电图、胎心监护。

第 36 周~40 周：产检、胎心监护、彩超、血常规、尿常规。

3.护理措施

（1）孕妇身体负担较重，容易疲劳，除了保证每晚 8 ~ 9 小时的睡眠外，午间最好小睡 1 ~ 2 小时，这样除能消除疲劳外，还可预防妊娠并发症的发生。卧床休息和睡眠时，应采取侧卧位，避免增大的子宫压迫腹主动脉及下腔静脉，以保证子宫胎盘有足够的血流灌注，为胎儿创造较好的宫内生长环境。同时下腔静脉血流通畅，可减轻下肢水肿。睡眠时，保证室内空气应新鲜、流通，但是，应避免对流风直吹孕妇。

（2）健康孕妇怀孕后可做一般工作，但应避免过重的体力劳动，不提过重的物体，勿撞击或重压腹部。如工作中需接触化学物质及放射线者，应暂时调离此环境。

（3）妊娠期适量的体操和运动，可增进肌肉力量和促进新陈代谢，但要避免剧烈的运动，如跑、跳、打球等，以防引起流产、早产或胎盘早剥等意外。

第二节　孕产妇饮食与营养

孕妇基于生理需要，膳食品种应多样化，应调配合理，不必过精，但需全面。以普通米、面、优质蛋白、新鲜水果及蔬菜为主，以保证孕妇胎儿的生长发育及分娩、哺乳的需要。

1.热量

妊娠期由于母体新陈代谢旺盛，加之胎儿在母体内生长发育，胎儿所需的营养靠母体供给，故孕妇需要营养全面。孕妇每天所需热量较非孕期增长1 255 千焦，每天总热量约需 10 460 千焦，至妊娠最后 2 个月，胎儿生长很快，需求量更是有所增加。

热量的主要来源——糖、蛋白质、脂肪。

（1）糖：主要由粮食及薯类植物供给。

（2）蛋白质：可分动物蛋白和植物蛋白。含动物蛋白的食物如鱼、禽、蛋、乳及各种肉类等；含植物蛋白的食物有豆类、豆制品，以及花生等干果。蛋白质是人体细胞生长发育、修复所必需的物质基础之一，胎儿脑组织的发育更需要足够的蛋白质。

（3）脂肪：主要来源于动物性油脂及各种植物油，菜籽、花生、大豆、核桃、葵花子等，其脂肪含量较高。

2.无机盐

以钙和铁最为重要。

（1）钙：是组成骨骼的重要物质，胎儿骨骼的生长需由母体吸收大量的钙。孕妇如缺钙，轻则可感腰腿痛、牙痛、肌肉痉挛；重者可致骨软化症及牙齿松动，胎儿也会因缺钙出现先天性骨质软化症。

牛奶、蛋、豆类、海带、紫菜、虾皮、木耳、芝麻酱、绿叶蔬菜等含钙量均较丰富，喝骨头汤，钙的吸收率可达70%。

（2）铁：是造血的主要物质。妊娠期胎儿与胎盘的发育，子宫的长大均需要大量铁质；分娩失血及产后哺乳所损耗铁质也需要预先储备。缺铁导致贫血，除会影响孕妇体质，降低抗病能力及易发生出血倾向外，严重时可引起胎儿宫内生长迟缓。孕妇宜进食含铁多的食物，如动物肝脏、瘦肉、木耳、豆制品、芝麻酱、黄花菜、海带、紫菜、虾米等。

3.维生素

能促进胎儿生长，调节生理功能。

（1）维生素A：为胎儿生长发育所必需，可预防新生儿上呼吸道感染，也可预防皮肤角质化。蛋黄、肝及含胡萝卜素多的深色蔬菜中，维生素A含量较高。

（2）维生素D：能促进体内钙与磷的吸收，有利于骨骼发育。鱼肝油中含量最多，牛奶和蛋黄中含量较多。正常情况下，孕妇若能每天晒太阳，即可补充足够量的维生素D。

（3）维生素B_1：能增进食欲，维持良好的消化功能，防止神经炎。维生素B_1多存在于食物种子胚芽及外皮中，黄豆、瘦肉中，维生素B_1的含量也很高。孕妇应多吃粗粮、糙米、黄豆、标准粉等食物。

（4）维生素B_2：参与体内热能的代谢，动物肝脏、绿叶蔬菜、干果及蛋黄中含量较多。

（5）维生素C：能促进体内蛋白合成及伤口愈合，促进铁的吸收，防止贫血。各种新鲜水果和蔬菜均含有维生素C，尤以柿子椒、枣、柑橘、柠檬、山楂、西红柿等水果中含量最为丰富，同时其中富含的纤维素可防止便秘。

4.合理膳食

孕妇的营养状况对母儿的健康均很重要。胎儿的发育需要营养，胎儿附属物如胎盘、胎膜、脐带等也需要营养；母亲子宫的增大，分娩时所需的产力，产后哺乳等均需要营养。孕妇营养充足，身体状况良好，胎儿发育就好。

110

一切营养都是从食物中摄取的，孕妇除了摄取自身所需要的营养外，还要把腹中胎儿所需要的那一份也加上。但这并不表示孕妇需要吃双份的食物。要加强营养，首先应加强营养的计划和管理，怀孕期间的饮食越多样化、越均衡越好，应尽量选择新鲜、未经加工且营养丰富的食物。

常见营养素含量丰富的食物

主要营养		食物名称
蛋白质	动物性	蛋类、禽类、乳类、瘦肉、鱼类、贝类
	植物性	谷类、大豆及其制品、米、麦、玉米、高粱、芝麻、小米、土豆、甘薯、芋头、蔬菜类
脂肪	动物性	动物油、肥肉、蛋黄、乳及乳脂
	植物性	植物油、大豆、花生、芝麻、葵花子等
微量元素	钙	虾米、虾皮、豆制品、海带、蔬菜类、肉骨类
	铁	猪肝、瘦肉、蛋黄、胡萝卜
	锌	动物内脏、蛋类、荠菜、水芹菜、豆类
	碘	贝类、海带、海蜇、紫菜
维生素	维生素A	肝、蛋类、鳗鱼、牡蛎、黄鳝、乳类
	胡萝卜素	胡萝卜、菠菜、豌豆花、红薯
	维生素B_1	谷类、大豆、花生、肝、瘦肉、米、面粉、酵母
	维生素B_2	动物内脏、乳类、豆类、绿叶蔬菜
	维生素C	新鲜的绿叶蔬菜、辣椒、豆芽、橘子、酸枣、山楂

一、孕妇饮食基本原则

（1）多食粗粮。

（2）多吃新鲜蔬菜和瓜果。

（3）多食豆类、花生、芝麻及其制品。

（4）多食鱼、肉、蛋和奶。

二、孕妇饮食禁忌

（1）忌咸食。

（2）忌食污染食品。

（3）忌食或少食含亚硝酸盐的食品（比如腌渍食品）。

（4）忌烟、酒、浓茶、咖啡和可乐。

（5）少食甜食或油脂较多的食物。

（6）忌食或少食刺激性强的食物或调料。

第三节　产妇的康复护理

产妇自胎娩出至全身器官（乳房除外）恢复至正常非妊娠状态所需时间，称为产褥期，一般约需 6 周时间。

一、饮食护理

1.产妇饮食特点

产后第一天应食容易消化的食物，如牛奶、蒸鸡蛋羹、馄饨、小米粥等。以后可以进食热量高、富含营养的食物（鲫鱼汤、猪蹄汤、山药排骨汤等），饮食中应含有足量的蛋白质、矿物质（铁、钙等）及维生素以保证乳汁的正常分泌，并补充妊娠及分娩期的消耗。食入蛋白质也不宜过多，以免引起消化不良。产后皮肤汗腺分泌旺盛，出汗较多，尤以睡眠和初醒时为甚，称褥汗，故产妇饮食中应有足够量的水分，并勤换内衣，保持皮肤清洁。

2.产后的营养

为恢复体力和准备授乳育儿，应尽可能早地恢复正常饮食，多吃营养价值高的食品。产褥期营养，每天大约需要热量 11 340 千焦、蛋白质 80 克。虽然每个人的情况不完全相同，但作为标准，比怀孕前的饮食量增加 30% 左右为好。无论怎样忙也要按时吃饭，菜谱内容应考虑营养的均衡，主食要比怀孕晚期增加些，副食多吃蛋白质和蔬菜。

特别要注意摄取与乳汁分泌有密切关系的，含有大量维生素 A、维生素 B_1、维生素 C、钙、铁、蛋白质的食品。产后有后遗症的或为预防便秘、过胖等，要注意以下几点：

（1）有妊娠中毒后遗症——要控制盐分的摄取。

（2）有贫血——要多摄取蛋白质、蔬菜、水果和含铁质较高的食品。

（3）预防便秘——吃含纤维素多的蔬菜和水果，早晨喝牛奶和淡盐水也是有效的。

（4）预防过胖——要控制糖分。

（5）解除产后的疲劳——需要补充水分。喝牛奶、果汁、红茶等。

（6）忌烟和酒，控制香辛调料和咖啡等的摄入。

（7）妊娠中毒后遗症或贫血严重的人，最好请教医生和营养师，制订合理的膳食配方。

二、起居护理

1.分娩 1 周内的生活起居

分娩后一周，大部分产妇都在住院，只要按医院的日程安排表生活即可。

（1）分娩当天：分娩后产妇心情比较放松、兴奋，此时最为突出的是疲劳，故产后最主要的任务就是充分的休养。当有饥饿感时，可吃些清淡饭菜，忌食辛辣、刺激性食物。剖宫产妇 36 小时内不能进食。

由于子宫收缩引起的肚子疼痛或会阴缝合处的疼痛不能忍受时，要向医生提出，并在医生指导下服药或做适当诊疗。为减少伤口的疼痛，在身体移动时，双膝并拢能缓解疼痛。

没有异常情况的产妇，分娩后 8 小时左右可在医生指导下，开始下床步行。会阴切开的产妇，在 12 小时以后开始，可以自己排尿、排便、处理恶露。此时，乳房会充血肿胀，助产士将进行授乳和乳房按摩的指导，试验初次授乳。授乳后有时恶露会增多，这是刺激乳头引起子宫收缩的结果，不必多虑。施行剖宫产的产妇仍然需要卧床静养，术后 36 小时方可开始适当进食流食。产妇要在床上做子宫按摩，对腹部肌紧张的恢复、肠道的运动、子宫收缩、盆底肌都有益处。另外，腹带和紧腰衣对腹壁迟缓的恢复、促使子宫收缩、保暖、方便行动都是最适合的，腹带应使用 4～6 周。

（2）分娩后第二至第三天：产妇乳房开始流出丰富的初乳，应尽量让新生儿吸吮。继续进行乳房按摩，以促进乳汁的充分分泌。产妇可适当在室内进行步行活动，但应以不感到疲劳为限。产妇若非剖宫，自即日起可以进行淋浴，但是不能进行盆浴。以免引起感染。

（3）第四至第六天：一般情况下，在第四或第五天缝合的部位要进行拆线。母亲及新生儿要接受全面检查，经检查无异常，第六天便可申请出生证明，领母子健康手册后出院。

2.产后卫生

（1）卧室要清洁安静，不要捂得严严实实，但要避免着凉。充分休息，保证睡眠，尤其是产后 1～2 天，一定要多休息，消除疲劳，不要与家属亲友交谈过久。睡眠的姿势以左右两侧侧卧为好。

（2）产后 1～2 周内，要测体温、脉搏，每周至少测 2 次，发现体温升高，脉搏加快，应及时求医。

（3）多吃营养丰富、易于消化的食物，每日可增加 1～2 餐，多喝水、汤。

（4）每日排尿后测量宫底高度，注意有无压痛；可用手经常按摩子宫以促进其收缩复原；注意观察恶露颜色、量和味，如有异常，应及时就医。

（5）因产妇出汗多，因此要注意皮肤清洁，可用热水擦浴，并勤换会阴垫，用 0.1%新洁尔灭溶液或 1∶5000 倍高锰酸钾溶液清洁外阴部，每日 2 次；如有伤口，大便后还要清洗，换上消毒会阴垫，以防伤口感染，注意伤口有无红肿，硬结和脓性分泌物及伤口愈合情况，保持大便通畅。

（6）产后 12 小时可以哺乳，以刺激泌乳功能；初次哺乳前应用肥皂水洗净乳头、乳房，以后每次哺乳前应洗手和擦洗乳头；哺乳间隔以 3～4 小时 1 次为宜，每次哺乳 15 分钟左右，双侧乳房轮流哺乳；乳汁多的应将多余乳汁抽出，以防淤积，乳胀严重可以热敷。

3.帮助产妇进行产后锻炼

（1）产后第一天。可仰卧，两手放腹部，做抬头运动。

（2）产后第二天。仰卧，做上肢外展与内收动作，在吃饭、哺乳时可坐起。

（3）产后 3～4 天。仰卧，上肢做升臂过头活动，可开始下床去厕所。

（4）产后 5～6 天。仰卧，两腿交替做屈伸动作，并做收缩肛门动作。

（5）产后 7～8 天。做幅度较大的四肢运动，如仰卧、两腿上举、髋关节屈伸动作。以上活动每天做 4～5 次，每次 6～8 组动作。

（6）产后第 9～10 天。做膝胸卧位式（膝胸趴着床，头侧位）活动，每日 2 次，每次 5～10 分钟。

产后早日下床活动和运动，有助于身体复原，增加食欲，防止大小便困难。产后运动可持续 5～6 周，但应避免蹲位式，不可过早增加腹压、提重物或长久站立，以防阴道脱垂等。产后 4 周，可恢复正常生活，但在头一个月内不要参加体力劳动。

4.会阴切口术后的护理

（1）保持外阴清洁，勤换会阴垫及内裤。大小便后，勤用清水洗会阴，每天用 0.1%新洁尔灭溶液擦洗外阴至少一次，直至会阴伤口拆线。

（2）产后应向会阴伤口的对侧保持侧卧位。

（3）外阴伤口肿胀疼痛者，可用 95%酒精纱布或 50%硫酸镁湿敷外阴。

（4）会阴伤口局部肿胀硬结者，分娩 10 天以后恶露量已明显减少时，可用 1：5 000 倍高锰酸钾溶液浸泡会阴 15 分钟，每天 2 次，以促进会阴伤口愈合消肿，缓解局部肿胀不适。

（5）当会阴伤口明显疼痛或出现异常分泌物时，要警惕伤口感染，若有感染，应去医院诊治。

5.剖宫产后瘢痕的护理

（1）术后刀口的痂不要过早揭去。

（2）涂抹一些外用药，如肤轻松、地塞米松等止痒。

（3）避免阳光照射，防止紫外线刺激形成色素沉着。

（4）改善饮食，多吃水果、鸡蛋、瘦肉等富含维生素 C、维生素 E 以及人体必需氨基酸的食物，切忌吃辣椒、葱、蒜等刺激性食物。

（5）保持瘢痕处清洁卫生。

6.产妇起居注意事项

（1）产妇在生产过程中由于体力消耗较严重，所以休养是第一位的。产妇因哺乳的需要，应早日恢复正常饮食，多吃营养价值高的食物。

（2）会阴部要注意清洁，严防感染。

（3）要进行适当的运动，促进机体恢复。

（4）接受沐浴、换尿布、授乳、调乳等育儿和家庭计划、出院后的日常生活等方面的指导。

（5）有异常和后遗症的人，应接受有关注意事项的指导并要认真遵守。

第四章　老年人的护理常识

第一节　老年人的心理

老年人随着年龄的不断增加，大脑萎缩程度越来越严重，脑细胞数量逐渐减少，因此，老年人记忆力均有不同程度的减退。

一、定期开展老年人健康教育

有针对性地普及疾病的基本知识、治疗及康复，帮助老年人正确认识疾病，增强自我保健和自我照顾的能力。对老年人进行健康体检，做到无病早防，有病早治，让老年人感到社会、家庭对他们的关心。增强老年人的安全感，消除老年人对疾病的恐惧心理。让老年人以科学的态度看待衰老过程。对待老年人，应当做到热情体贴、和蔼可亲。

二、要多与老年人沟通、交流

老年人由于不能改变长期形成的习惯和行为方式，而显得刻板、固执、偏执，且不愿承认自己的不足。因此，常常不能适应新生事物和新的环境。所以，要耐心倾听老年人的唠叨，减少老年人的孤独情绪。鼓励老年人遇到负性事件要合理宣泄，取得同情和安慰，以释重负；通过各种方式帮助他（她）们走向社会，保持与人交往，从社会生活中寻找生活动力，摆脱孤独，消除失落感和不必要的担心。

三、老年人的心理及疾病关系

老年人记忆力减退的特点之一为远事记忆力相对保持较好而近事记忆力下降。老年人心理变化的特征还表现在性格和情绪的改变，随着年龄的增加，性格和情绪的改变日趋明显。人到老年，做事时，常常为追求准确性而导致处理问题的速度明显放慢，常小心谨慎，不愿冒险。老年人由于个人遭遇、精神压力的影响以及智力和活动能力的减退，情绪波动明显，常常不能调控自己的情绪，有时急躁易怒，有时焦急不安，有时悲观忧郁。情绪的波动常常影响或加重老年人的心身疾病。他们对死亡感到恐惧，死是老年人不可避免要考虑和面对的问题，尤其是在配偶、朋友、同事去世后，老年人的心中就会经常想到死亡的问题。

现代生活常使老年人尤其是城镇老年人独处独居，与邻居、亲友交往减少，产生孤独、悲忧情绪，从而加速衰老或导致精神障碍的发生。

身体的健康状况和心理、精神的健康既相辅相成，又互相影响。身体健康，则精力充沛、精神愉快、心情舒畅、心理状态稳定而健康。躯体有病，则精神不振，心理负担过重。老年人生理功能逐渐减退，各系统疾病相继出现，具有多病性的特点，明显影响老年人的身心健康。

老年人发病率和死亡率最高的心、脑血管病，肿瘤以及其他系统疾病，如呼吸系统疾病所致的呼吸困难、心肺功能衰竭；消化系统疾病所致的胃肠道不适，饮食、大便障碍；糖尿病的各种并发症；骨质疏松症所致的骨痛、骨折等多种老年疾病；由于这些疾病本身引起的痛苦及伴随这些疾病所出现的活动受限，生活自理困难以及给家庭、社会带来的负担增加，使老年人的情绪、性格明显受到影响，容易变得悲观、忧郁、焦虑、急躁、情绪波动明显，同时可影响到老年人的记忆、思维、运动，使其记忆减退，反应迟钝、动作迟缓。如不能做到正确的心理调适，则可导致病理性抑郁、焦虑、躁狂症及老年痴呆症、老年性精神病的发生。

四、老年人心理状态的自我调节方法

（1）保持心理卫生，乐观向上。

（2）保持情绪稳定，丰富生活。

（3）保持规律的生活，广泛的兴趣。

（4）拥有和睦的家庭，健康的生活。

第二节　老年人的科学饮食

保证足够的营养摄入能增强老年人机体的抵抗力。老年人新陈代谢率下降，活动量减少，热量消耗也相应减少。老年人应摄入适量蛋白质，充足的维生素，适量无机盐，补充水分，限制脂肪。

一、老年人饮食的基本原则

宜淡、宜早、宜少、宜缓、宜软、宜温。

二、老年人膳食调配的基本原则

（1）应以辅食为主，主食为辅。每天从饮食中摄取的热量应比青壮年人低。

（2）饮食中要有足够的蛋白质，其中应有一部分优质蛋白质，适量食用瘦肉、奶类及豆制品等。

（3）适当控制脂肪的摄入量。相对多吃植物性油脂，可降低胆固醇的浓度。

（4）要尽量少食含胆固醇高的食物。过多的胆固醇会导致动脉硬化，增加心、脑血管病的发生率。

（5）老年人耐糖能力低，应控制甜食。

（6）老年人饮食宜淡，健康老年人一般每天食盐量应不超过6克，患高血压的老年人每天食盐量应不超过5克。

（7）多吃蔬菜、水果，以获取较多的维生素，可增加老年人对疾病的抵抗力。

（8）要加强钙的补充。老年人骨骼脆弱，常腰酸腿痛，走路乏力，易骨折，这些均因缺钙所致；另外，钙质可降低血压，高血压的老年人，更要注意补钙。

（9）老年人多因脾胃虚寒，且消化、吸收能力差，所以老年人应少吃糯米。

第三节　起居护理

一、居家老年人的安全护理

（1）食物要烂、软、碎、易于消化吸收；进食应缓慢，应注意防噎食、呛食。

（2）衣着宽松柔软，保证穿脱方便；及时增减衣服，且要做到勤洗勤换。

（3）活动时应有人陪护。

（4）养成定时大小便的习惯。

（5）要坚持早睡早起，并适当进行体育锻炼。

（6）保证充足的睡眠。一般情况下，60～70岁的老年人每天宜睡9小时左右；70～80岁的老年人每天应睡10小时左右；80岁以上的老年人每天应睡11小时以上。

二、外出的安全护理

身体健康的老年人，应经常到户外活动。外出前应了解当日的天气情况，并根据天气情况准备必要的物品；同时要合理安排外出的时间，时间不宜过长，以防疲劳。一般情况下，雨雪天、雾天、大风寒冷天气及炎热季节是不宜外出的。外出时应带上急救药物，注意交通安全，行走不宜过急。若陪同老年人外出，应依老年人的心态与其闲谈，使其心情舒畅；老年人若有心事，应设法为其解忧。

三、就诊常识

老年人到医院看医生，要提前备好病历、医疗证或保健卡以及足够的人民币。复查时应备好以往的检查报告单及检查的片子。有心、脑血管病者应带上心脏病保健药盒及相关的药物，以防不测。出门前应根据季节变化穿戴好衣物，必要时戴口罩，以防止传染病。路上行走要稳，切勿匆忙。过马路，要左右看，确定安全后再行通过。乘车时要坐（站、扶）稳，以防紧急刹车时被磕碰。注意行走路线及沿途标志和方向，避免迷路。

四、洗澡的安全知识

（1）忌水温过高：水温以 35～40 摄氏度为宜，水温过高将导致人体大量出汗，出汗过多则易导致虚脱或昏厥。

（2）忌空腹洗澡：空腹洗澡易引起低血糖性休克。

（3）忌吃完饭后就洗澡：易诱发心脏疾病。

（4）忌每天洗澡：每天洗澡将导致机体抵抗力变差，易引发感冒等病症。

（5）洗澡时忌突然蹲下或站立：易脑缺血、缺氧而导致休克，甚至导致脑溢血发生。

五、运动常识

（1）运动前应了解自己的身体状况，以便在医生指导下选择合适的锻炼项目。

（2）运动中，动作要舒缓，运动强度要循序渐进。

（3）要了解自己的运动极限，运动量一定不要超过自己的运动极限。

（4）运动要持之以恒。

（5）运动前要做 10 分钟左右的准备活动。

（6）做较剧烈的运动时，切勿骤停，运动结束后要散步几分钟。洗澡应在运动结束后 15 分钟用温水洗。

（7）老年人锻炼要保护腰。

家庭急救知识篇

第一章 创伤的急救

第一节 急救止血技术

伤员有活动性出血的伤口，应立即想办法止血。对少量出血的小伤口，一般不需进行处理即可自行止血。对较大的出血或损伤如动脉血管破裂，要立即采取下列措施进行止血。

一、指压止血法

指压止血法的效果是非常明显的。其方法是用手或洁净毛巾等物品直接压迫出血的伤口，以达到止血的目的。此方法快捷，止血作用明显，为止血的首选方法。但遇有较大血管断裂，出血凶猛时，在直接压住出血伤口的同时，由其他人协助压迫相应动脉，效果会更好。

二、加压包扎止血法

其方法是用纱布、毛巾等先覆盖伤口，然后用绷带或其他布条、领带、皮带等加压缠绕。多用于小动脉及静脉出血伤口的止血，是在指压止血后常规采用的止血方法。

三、填塞止血法

对于有较严重的软组织缺损，或较深的伤口，如果损伤了深部的大血管，仅靠指压或加压包扎的方法，很难达到彻底止血的目的，就可以采用填塞止血的方法。其方法是用干净的纱布、毛巾等，用力填入活动出血的伤口中（紧急情况下，可以直接用手指插入枪伤或刀扎伤口止血），然后再用厚毛巾等布料覆盖伤口，外部加压包扎。

四、止血带止血法

一旦四肢大动脉出血，或肢体严重毁损、离断，在采用指压、加压包扎及填塞止血的方法都不能有效止血的情况下，最后可以采用止血带止血法。

止血带只能结扎在肢体，而不能在躯体的任何部位使用止血带。上肢止血带应结扎在上臂的上 1/3；下肢止血带应结扎在大腿。

1.止血带材料

常用的止血带为空心橡胶管。在没有胶管的情况下，则可用布带、领带、手帕、毛巾等替代。注意切勿使用电线、铁丝、细麻绳、细尼龙绳等作为止血带。

2.绑扎止血带的方法

可用手帕、领带或三角巾等叠成带状，绕肢体一圈，打一活结，然后取一小木棍或钢笔、筷子等穿在带圈内，将小棍依顺时针方向绞紧，将小棍的一端插在活结的小圈内拉紧固定。也可用橡皮管在肢体上紧绕 2~3 圈，将末端压在紧缠的橡皮管下面固定。

五、注意事项

（1）止血带应结扎在伤口近心端，并要加衬垫，防止皮肤损伤。

（2）绑扎松紧要适宜，以肢体远端出血停止，不能摸到动脉搏动为好。

（3）止血带绑扎时间不能超过 1 小时，否则会因血管内凝血造成阻塞，即使再松开止血带也不能恢复组织供血。所以，每隔 40~50 分钟，应放松止血带 2~3 分钟。

（4）为使其他救护者掌握绑扎止血带的时间，在开始绑扎的时候就要写明时间标签，插在止血带上端。如果肢体远端已经严重毁损，预计只能截肢治疗，则不必间断放松止血带，以免出血过多，引起休克。

第二节 骨折的急救技术

骨折急救的目的是用最为简单而有效的方法抢救生命、保护患肢、迅速转移，以便尽快得到妥善处理。

要先检查病人全身情况，若处于休克状态，应注意保暖，尽量减少搬动，有条件立即输液、输血，合并颅脑损伤处于昏迷期时，应注意保持呼吸道通畅。

（1）当骨折发生后，应迅速使用夹板固定患处。如果未固定骨折部位，则有可能损伤神经血管，造成更大的损伤。骨折时，由于局部有内出血而不断肿胀，所以不应固定过紧，不然会压迫血管引起瘀血，严重者甚至会导致骨筋膜综合征。

（2）固定方法可以是用木板附在患肢一侧，在木板和肢体之间垫上棉花或毛巾等松软物品，再用带子绑好。松紧要适度，以免过紧，影响血运。木板要长出骨折部位上下两个关节，须超过关节固定，这样才能彻底固定患肢。如果没有木板，可用树枝、擀面杖、雨伞、报纸卷等物品代替。

（3）皮肤或黏膜有破口的开放性骨折，由于出血严重，可用干净的消毒纱布压迫，在纱布外面再用夹板。压迫止不住血时，可用止血带，一定要记录开始使用止血带的时间，每隔 30 分钟应放松 1 次（每次 30 至 60 秒钟），以防肢体缺血坏死。

（4）股骨骨折时，内出血可达 2 000 毫升（人体总血量大约 4 800 毫升）。包扎固定过紧也能引起神经麻痹，造成不可挽回的后果。当用夹板、绷带固定后，每隔一定时间（大约是 30 分钟）用手指插进去查看一下，以确认是否松紧适当。

（5）安全转运。经过现场紧急处理后，应将伤者迅速、安全地转运到最近的医院进一步救治。转运伤者过程中，要注意动作轻稳，防止震动和碰撞伤处，以减少伤者的疼痛。同时还要注意伤者的保暖和适当的体位，昏迷伤者要保持呼吸道畅通。在搬运伤者时，不可采取一人抱头、一人抱脚的抬法，也不应让伤者屈身侧卧，以防骨折处错移、摩擦而引起疼痛和损伤周围的血管、神经及重要器官。抬运伤者时，要多人同时缓缓用力平托；运送时，必须用木板或硬材料，不能用布担架或绳床。木板上可垫棉被，但不能用枕头。

（6）椎骨骨折伤者的头须放正，两旁用沙袋将头夹住，不能让头随便晃动、搬动头部，以免损伤生命中枢系统。脊柱骨折或颈部骨折时不要搬动，除非是特殊情况（如室内失火），否则应让伤者留在原地，等待携有医疗器材的医护人员来搬动。

第三节　烫伤与烧伤

一、一度烫伤或烧伤

仅皮肤表层受到的损伤，表现为受伤部位的皮肤发红，烧灼样疼痛。其处理措施如下：

（1）立刻用凉水或自来水冲洗、浸泡受伤部位（切忌用手搓患处），这样可起到止痛和减轻肿胀、防止起水疱，若能将伤处泡在凉盐水中效果会更好。

（2）经上述处理后，可在伤处涂上鸡蛋清、清凉油或烫伤膏。

二、二度烫伤或烧伤

伤及皮肤中层，局部出现红肿和大小不等的水疱，病人有剧烈的疼痛感。

其医护措施有：

（1）如伤处表皮无破损，且伤的面积不大；或者仅是伤在手或脚部，可以用冷水或淡盐水浸泡冲洗，这样可起到止痛和清洁皮肤的作用，然后在伤处涂烫伤膏或植物油等，但不宜涂红药水、紫药水或洒消炎粉。

（2）为了避免伤处感染，可用干净的软布或绷带稍微用力加以包扎。

（3）包扎时注意要把伤者的手指或脚趾留在外面，以便观察其皮肤是否变紫，体温是否下降，有无麻木感；如发现上述情况，说明包扎过紧，应及时予以放松，重新包扎。

（4）伤处包扎2天后应解开包扎物检查伤处，如水疱逐渐变小变瘪，且周围未出现红肿现象，可继续涂烫伤膏或植物油，再进行包扎。经过这样处理后2周左右伤处便可痊愈。

（5）如烧烫伤面较大且有大水疱，严禁将水疱挑破；如病人疼痛剧烈，伤口周围皮肤红肿，且分泌物增多，说明已经感染，应将病人送医院治疗。

（6）如烧伤或烫伤部位在躯干或肢体，脱衣服时要格外小心。应先脱未受伤的一侧，再脱受伤的一侧，严禁用力拉扯衣服，以免撕破水疱而引发感染；若脱衣服有困难，可用剪刀将衣服剪开。

三、三度烫伤或烧伤

不仅皮肤各层都受损伤，且皮下组织、脂肪和肌肉等也均受损伤，受伤的部位可呈现灰白或红褐色，甚至发黑变焦。病人因神经被破坏，反而不感觉疼痛。有的病人因受伤面积广泛而出现全身症状，如昏迷、休克等。三度烧伤或烫伤的病人无论病情是否严重，均应将病人送医院治疗。

第二章 中毒的急救

第一节 农药中毒

农民对于农药一定不会陌生，如操作不当或者误食就会使人中毒。在农药的应用中，以有机磷类农药的用途最广，用量最大。农药中毒也是以有机磷类农药中毒最为多见。在农药的生产、使用、装卸、运输、保管过程中，若不注意防护，可通过呼吸道、消化道、皮肤和黏膜等途径侵入人体而引起中毒。那么不慎农药中毒该怎么办？

一、有机磷农药中毒的症状

1.轻度中毒

出现头痛、头晕、恶心、呕吐、多汗、视力模糊、无力、胸闷、瞳孔缩小等症者为轻度中毒。

2.中度中毒

出现肌肉颤动、轻度呼吸困难、腹痛腹泻、流涎、瞳孔明显缩小等症者为中度中毒。

3.重度中毒

出现呼吸极度困难、肌肉震颤、瞳孔缩小如针、昏迷、大小便失禁等症状者为重度中毒。

二、农药中毒的急救措施

1.经皮肤引起的中毒

迅速将病人抬至通风、空气新鲜处，应立即脱去被污染的衣裤，迅速用温水冲洗干净，或用肥皂水冲洗（敌百虫除外，因它遇碱后会变为更毒的敌敌畏），或用4%碳酸氢钠溶液冲洗被污染的皮肤。若眼内溅入农药，立即用生理盐水冲洗20次以上，然后滴入2%可的松和0.25%氯霉素眼药水，若疼痛加剧，可滴入1%~2%普鲁卡因溶液。严重者立即送医院治疗。

2.吸入引起中毒

立即将中毒者带离现场，移至空气新鲜的地方，并解开其衣领、腰带，保持呼吸畅通，去除假牙，注意保暖，严重者送医院抢救。

3.经口引起的中毒

应立即清除胃肠道的毒物，及早引吐、洗胃、导泻、灌肠或对症使用解毒剂。在中毒者昏迷不醒时，不得引吐。

4.有机磷农药中毒

应立即救治。中毒症状明显者应立即送医院救治。

三、预防

农药中毒是完全可以预防的。生产中使用农药时，要戴口罩、手套、穿长衣长裤，操作时严禁进食和抽烟。严格掌握农药使用范围。农田喷药要严格执行顺风隔行喷药的原则。严禁农药和粮食混放。不得用装农药的空瓶装油、装酒。禁用农药治癣治疮。

第二节　一氧化碳中毒

一氧化碳中毒俗称煤烟或煤气中毒，以冬季为多发。一氧化碳是由含碳物质燃烧不完全产生的一种无色、无臭、无刺激性气体，易燃、易爆，在空气中燃烧时，其火焰呈蓝色。吸入过量可引起中毒。一氧化碳中毒主要引起组织缺氧。如北方用煤炭取暖或烧饭，当门窗关闭、不透风时，煤炭不充分燃烧就会产生一氧化碳，引起中毒。

一氧化碳中毒轻者会感到头痛、头晕、心悸、恶心、四肢无力；重者可有呕吐、抽搐、大小便失禁或昏迷等症状。

急救原则：

（1）应尽快让患者离开中毒环境，并立即打开门窗，通风换气。

（2）按响门铃、打开室内电灯产生的电火花均可引起爆炸，要引起注意。

（3）患者应安静休息，避免活动后加重心肺负担及增加氧的消耗量。

（4）给予中毒者充分的氧气。

（5）神志不清的中毒患者必须尽快抬出中毒环境，在最短的时间内，检查病人呼吸、脉搏、血压情况，根据这些情况进行紧急处理。

（6）中毒者呼吸心跳停止，立即进行人工呼吸和心脏按压。

（7）发现有人中毒，应及时呼叫 120 急救服务。

（8）中毒者应尽早进行高压氧舱治疗，减少后遗症。

在气压低、吹南风、气温升高的时候，特别要注意预防煤气中毒。

第三节　食物中毒

凡是吃了被细菌和它的毒素污染的食物，或是进食了含有毒性的化学物质的食品，或是食物本身含有自然毒素（如河豚、毒蘑菇、发芽的土豆等），由这些原因引起的急性中毒性疾病，都叫食物中毒。食物中毒多发生在气温较高的夏秋季，可见个别发病，也可见集体中毒（如发生在食堂及宴会上）。

食物中毒者最常见的症状是剧烈的呕吐、腹泻，同时伴有腹部疼痛。食物中毒者常会因上吐下泻而出现脱水症状，如口干、眼窝下陷、皮肤弹性消失、肢体冰凉、脉搏细弱、血压降低等，严重的可致休克，所以必须给患者补充水分，有条件的可输入生理盐水。症状轻者让其卧床休息。如果仅有胃部不适，多饮温开水或稀释的盐水，然后手伸进咽部催吐。如果发觉中毒者有休克症状（如手足发凉、面色发青、血压下降等），就应立即平卧，双下肢尽量抬高并迅速送医院进行治疗。

一、食物中毒的预防措施

（1）不要吃剩菜剩饭，常温下已存放 4~5 小时煮过的食物是最危险，因为许多有害细菌在常温下可大量繁殖扩散。

（2）不吃生食，未经烧煮的食品通常有可诱发疾病的病原体，因此，食物必须彻底煮熟才能食用，特别是家禽、肉类和牛奶。

（3）应选择经过消毒处理的食品。

（4）食物煮好后常常难以一次全部吃完，如果需要把食物存放 4~5 小时，应在低温（接近或低于 10 摄氏度）的条件下保存。

（5）放过的熟食必须重新加热（70 摄氏度以上）才能食用。

（6）保持厨房的清洁。烹饪用具，刀叉餐具都应用干净的布擦干净，每块抹布的使用不应超过一天，下次使用前应把抹布在沸水中煮沸消毒。

（7）加工食品前先洗手。上厕所后必须洗手。手上如有伤口，应用绷带包扎起来，避免伤口与食品接触。

（8）防止昆虫、猫、鼠和其他动物接触食品，它们通常带有致病的微生物。

（9）饮用水和清洗食品时所需的水，应纯洁干净。如果怀疑水不清洁，应把水煮沸或进行消毒处理。

二、食物中毒的急救措施

家中一旦有人出现上吐、下泻、腹痛等症状时，千万不要惊慌失措，应冷静地分析发病的原因，针对引起中毒的食物以及吃下去的时间长短，及时采取如下三点应急措施：

1.催吐

如果进食的时间在 1 至 2 小时前，可使用催吐的方法。立即取食盐 20 克，加开水 200 毫升，冷却后一次喝下。如果无效，可多喝几次，迅速促使呕吐。亦可用鲜生姜 100 克，捣碎取汁用 200 毫升温水冲服，有护胃解毒的作用。如果吃下去的是变质的食物，则可服用十滴水来促使迅速呕吐，还可以用筷子或动物羽毛探喉催吐。

2.导泻

如果病人进食受污染的食物时间已超过 2 至 3 小时，但精神仍较好，则可服用泻药，促使受污染的食物尽快排出体外。一般用大黄 30 克一次煎服，老年患者可选用元明粉 20 克，用开水冲服，即可缓泻。体质较好的老年人，也可采用番泻叶 15 克，一次煎服或用开水冲服，也能达到导泻的目的。

3.解毒

如果是吃了变质的鱼、虾、蟹等引起的食物中毒，可取食醋 100 毫升，加水 200 毫升，稀释后一次服下。此外，还可采用紫苏 30 克、生甘草 10 克一次煎服。若是误食了防腐剂或变质的饮料，最好的急救方法是用鲜牛奶或其他含蛋白质的饮料灌服。

如果经上述急救，症状未见好转，或中毒较重者，应尽快送医院治疗。在治疗过程中，要给病人以良好的护理，尽量使其安静，避免精神紧张；病人应注意休息，防止受凉，同时补充足量的淡盐水。

控制食物中毒关键在预防，搞好饮食卫生，严把"病从口入"关。

第三章　家庭意外伤害的急救

第一节　气管异物的急救技术

任何物品进入气管内都称为气管异物。气管异物多发生于幼儿，当小孩边吃边玩时，突然停止活动，出现哭闹、阵发性高声呛咳、阵发性喘鸣、面色发绀、呼吸困难、继而窒息、神志不清和昏迷等时，应怀疑气管异物。气管异物是导致小孩意外死亡的常见原因，多发生在 1~5 岁的儿童，其发病骤然，病变迅速，危险性大。常见的气管异物有西瓜子、花生米、糖块、硬币、黄豆以及一些光滑的小玩具等。

一、几种易于掌握的救治方法

（1）如果患者呼吸尚可，能说话、咳嗽，尽量鼓励他咳嗽，并让他弯腰，拍打他的背部，协助他把异物排出来。

（2）如果患者不能说话、咳嗽，呼吸比较困难，但神志清醒，能站立，可采取上腹部冲击法解救。抢救者站在病人背后，搂住病人腰部，用右手拇指的根背部顶在病人上腹部，左手叠于右手之上，间断向被救人的胸腹部上、后方用力挤压，借助膈肌压缩肺脏，产生气冲将气管内异物排出。

（3）当病人昏倒时，可将其仰卧，抢救者可双膝跪于地，面对病人，张开双腿于其两侧，上身前倾，握紧右拳，置右拳于剑突直下方，左掌紧压右拳，突然迅速地向下朝前内方向垂按其中上腹。此时患者可能于受重压之后呕出胃内容物，同时，也可见喷咳出气管内的异物，为了避免再度吸入胃内容物，当咳出异物时应令其侧卧。

（4）如果病人为小儿时，还可施行下列三种现场急救法：①急救时救护者：取坐位，让小儿面向前坐于救护者的腿上，然后救护者用两手的中指和食指，用力向后上方挤压小儿的上腹部，压后随即放松，重复进行。②对年龄稍大一点的小儿，可让其趴在救护者的膝盖上，头朝下，叩其背部。③两名抢救者时，可一人将小儿倒提离地，另一人用手拍背，掏咽部，可使异物迅速排出。

（5）如果患者是孕妇或由于肥胖不适宜使用腹部冲击法，急救者可挤压患者胸骨下半段，方法同胸外心脏按压。连续按压5次后观察效果，无效时应重复进行。

（6）如果患者出现昏迷，要扶他仰卧，并紧急呼叫急救车。如果患者心跳、呼吸停止，应立即进行心肺复苏抢救，直至急救车到来。

上述方法，都是现场急救中行之有效的。只要掌握要领，不需要进行特别训练，大都可以获得成功。当然，如不成功应尽快将患者送至医院。

二、注意事项与预防措施

当幼儿在进食时哭闹、嬉笑、跑跳或口内含着小物品突然深吸气时，就非常容易将异物吸入气管中。随着呼吸的作用，异物就会进入气管、支气管或其深部，可以引起幼儿咳呛、青紫、呼吸困难。进入气管的异物若没有及时发现，常常继发感染，出现发热、咳嗽等症状，与慢性支气管炎、肺炎或肺肿脓的表现相似。较大的异物被吸入后可以因阻塞在声门或气管腔，使其受到强烈刺激而发生气管痉挛或声门紧闭，幼儿可立即出现青紫、窒息而死亡。幼儿气管异物直接危及生命安全，因此家长应充分认识其危害性，注意预防幼儿气管异物的发生。

一旦幼儿发生气管异物，家长不能存有任何侥幸心理，应该争分夺秒，急送幼儿到医院治疗。这是因为幼儿气管异物自然咳出的可能性很小，只有在医院手术室的条件下，用喉镜或气管镜才能取出异物。所以家长必须认识到及时治疗的重要性，万万不可贻误时间，否则后果不堪设想。

为了预防幼儿气管异物的发生，要避免幼儿在吃东西时哭闹、嬉笑、跑跳，吃饭要细嚼慢咽。同时不要给幼儿吃炒豆子、花生、瓜子等不易咬嚼的食物，更不要强迫喂药，这些都容易造成幼儿气管异物的发生。另外在幼儿的活动范围内应避免存放小物品，如小纽扣、图钉等，防止出现意外。

气道异物虽凶险，但可以避免，应重视防范措施，教育小儿勿将小玩物放于口中，也不要给小儿玩较小的物品。进食时，尤其是小儿，应保持安静，平稳进食，切忌打骂儿童，以免其将异物吸入。不要给小儿吃樱桃、瓜子、花生类干果，以防滑入气管。

第二节　食管异物的急救技术

因饮食不慎，误咽异物，如鱼刺、骨片或脱落的假牙；儿童误将小玩具咽下，如硬币、纽扣、大头针等。异物多嵌在食管狭窄处，第一狭窄处多见。若不及时取出延误治疗可引起食管周围炎和脓肿、纵隔炎和脓肿、食管瘘，或穿破大血管引起致命的大出血。

一、食管异物的疾病病因

老年人牙具脱落或使用假牙，咀嚼功能较差，口内感觉欠灵敏等，也易误吞导物。小儿磨牙发育不全，食物未经充分咀嚼或有口含小玩物的不良习惯，是小儿发生食管异物的常见原因。此外，食管本身的病症，如食管狭窄或食管癌时引起管腔变细，也是发生食管异物的原因之一。食管异物最常见于食管入口处，其次为食管中段，发生于下段者较为少见。异物种类以鱼刺、肉骨、鸡鸭骨等动物类异物为最常见。

二、食管异物的临床表现

（1）吞咽困难；

（2）吞咽疼痛，流涎，颈及胸骨后痛；

（3）大的异物压迫喉或气管可有呼吸困难；

（4）颈部肿胀、压痛。

三、食管异物的并发症

食道异物要引起注意，及时处理，以免引发并发症：

（1）下呼吸道感染。多为分泌物逆流入气管或气管食管瘘所致。

（2）大出血。大出血为异物感染累及主动脉弓或锁骨下动脉所致，常为致命性。

（3）颈部皮下气肿、纵隔气肿。此并发症系气体经食管穿孔潜入引起。

（4）食管周围炎。食管周围炎为食管穿孔后炎症扩散引起，还可形成食管周围脓肿、咽后脓肿。

（5）气管食管瘘。多由异物穿孔、压迫、感染、管壁坏死引起，反复可引起肺部感染。

四、食管异物的治疗方法

食管异物应于食管镜下取出，若异物存留时间较久，病人就诊时极度衰竭、脱水、食管炎症较重，应先纠正全身情况，抗感染治疗，待情况好转再进行食管镜检查并取出异物。对特殊形状、尖锐带钩异物，如假牙等应先研究、设计取出方案后，再进行手术取出，防止强拉硬拉造成食管黏膜损伤、穿孔等并发症。如已有并发症或异物插入主动脉弓压迫食管狭窄部位，危险性大时，请胸外科开胸取出。

五、食管异物的预防方法

（1）进食时要细嚼慢咽，不宜匆忙。牙齿脱落较多或用假牙托的老人，尤应注意。损坏的假牙要及时修复，以免进食时松动、脱落，误吞成为异物。

（2）吃鱼肉时要仔细将鱼刺挑出，尤其是幼儿及老年人，

（3）教育小儿改正口含小玩物的不良习惯，以防不慎咽下。

（4）发生误咽异物时，应及时就诊，及早手术。禁止自行吞服饭团、馒头等食物，以免加重损伤，增加手术难度。

第三节　触电的急救

触电急救的基本原则是动作迅速、方法正确。

一、迅速脱离电源

人体触电以后，可能由于痉挛或失去知觉等原因而紧抓带电体，不能自己摆脱电源。抢救触电者的首要步骤就是使触电者尽快脱离电源。

使触电者脱离电源的方法：

（1）立即切断电源。

（2）找不到开关或插头时，可用绝缘的物体（如干燥的木棒、竹竿等）将电线拨开，使触电者脱离电源。

（3）用绝缘工具（如带绝缘的电工钳、木柄斧头以及锄头等）切断电线来切断电源。

（4）高压触电事故，立即通过有关部门停电。千万不要用手拉触电者。

总之，要灵活运用各种方法，快速切断电源，使触电者尽快脱离电源。

二、现场急救方法

当触电者脱离电源后，应根据触电者的具体情况迅速对症救护，力争在触电后 1 分钟内进行救治。国内外一些资料表明，触电后在一分钟内进行救治的，90%以上有良好的效果，而超过 12 分钟再开始救治的，基本无救活的可能。现场应用的主要方法是胸外心脏按压法和口对口人工呼吸，严禁打强心针。若触电者神志尚清醒，但心慌力乏，四肢麻木，一般只需将其扶到清凉通风之处休息，让其自然慢慢恢复。但要派专人照料护理，因为有的病人在几小时后会发生病变而突然死亡。

三、触电的预防

触电往往导致不良后果，因此注意预防十分重要，平时要懂得用电知识，注意安全用电。经常检查维修电器设备，保证安全。插座、电门要安装在儿童不能触碰的地方，或加防护罩。此外，插座最好是三孔带有地线装置。随时提高警惕，避免触电意外的发生。

第四节　溺水的急救

溺水多见于自我保护能力差的幼儿和儿童。如果在游泳中不熟悉水性，不了解游泳场的情况，组织安排不当，或在饥饿疲劳状况下，在游泳时，体力不支,都可发生意外。据有些地区统计,溺水死亡率占意外死亡总数的 10%。溺水是由于大量的水灌入肺内，或冷水刺激引起喉痉挛，造成窒息或缺氧，若抢救不及时，4~6 分钟内即可死亡。必须争分夺秒地进行现场急救，切不可急于送医院而失去宝贵的抢救时机。

一、溺水自救

如果游泳时意外溺水，附近又无人救助时，首先应保持镇静，避免手脚乱蹬拼命挣扎，这样可减少水草缠绕，节省体力。正确的自救做法是落水后立即屏住呼吸，然后放松肢体，尽可能地保持仰位，使头部后仰。只要不胡乱挣扎，人体在水中就不会失去平衡。这样，溺水者的口鼻将最先浮出水面可以进行呼吸和呼救。呼吸时尽量用嘴吸气、用鼻呼气，以防呛水。经过长时间游泳，自觉体力不支时，可改为仰泳，用手足轻轻划水即可使口鼻轻松浮于水面之上，调整呼吸，全身放松，稍作休息后游向岸边或浮于水面等待救援。

二、救助溺水者

救护溺水者，应迅速游到溺水者附近，观察清楚位置，从其后方出手救援或投入木板、救生圈、长杆等，让落水者攀扶上岸。在游泳中遇到溺水事故时，现场急救刻不容缓。

将溺水者救上岸后：

（1）清除口鼻里的堵塞物：使溺水者头朝下，用手指清除其口中杂物，再用手掌迅速连续击打其后背部，让其呼吸道畅通，并确保舌头不会向后堵住呼吸通道。

（2）打通呼吸道后，要立刻倾倒出呼吸道积水：抢救者一腿跪地，另一腿屈起，将溺水者俯卧于屈起的大腿上，使其头足下垂；然后颤动大腿或压溺水者背部，使呼吸道内积水倾出；或者让溺水者俯卧于抢救者肩部，使其头足下垂，当抢救者来回跑动时就可倾出其呼吸道内积水。

（3）倾水的时间不宜长，如溺水者的呼吸心跳均已停止，应立即进行心肺复苏术急救处理。在呼吸心跳恢复后，立即送往附近医院。

三、建议

（1）不要独自一人去游泳，更不要到不熟悉水情或比较危险的地方去游泳。选择安全的游泳场所，对游泳场所的环境、卫生、水下情况要了解清楚。

（2）要有组织地在熟悉水性的人的带领下去游泳，并指定救生员做安全保护。

（3）要了解自己的身体健康状况，平时四肢就容易抽筋者不宜游泳，游泳也不要到深水区。要做好下水前的准备，先活动活动身体，如水温太低应先在浅水处用水淋洗身体，待适应水温后再下水游泳；有假牙的人应将假牙取下，以防呛水时假牙落入食管或气管。

（4）对自己的水性要有自知之明，下水后不能逞能，不要贸然跳水和潜泳，更不要酒后游泳。

（5）在游泳中如果突然觉得身体不舒服，如眩晕、恶心、心慌、气短等，要立即上岸休息或呼救。

（6）在游泳中，若小腿或脚部抽筋，千万不要惊慌，可用力蹬腿或做跳跃动作，或用力按摩、拉扯抽筋部位，同时呼叫同伴救助。